脑卒中偏瘫的
康复训练与针灸治疗

何天有　毛忠南◎编著

U0346588

中国中医药出版社
·北 京·

图书在版编目（CIP）数据

脑卒中偏瘫的康复训练与针灸治疗/何天有，毛忠南编著.—北京：中国中医药出版社，2014.1（2015.5 重印）

ISBN 978 - 7 - 5132 - 1584 - 8

Ⅰ.①脑… Ⅱ.①何…②毛… Ⅲ.①脑血管疾病 - 康复训练②偏瘫 - 康复训练③脑血管病 - 针灸疗法④偏瘫 - 针灸疗法 Ⅳ.①R743.309.②R742.309③R246.6

中国版本图书馆 CIP 数据核字（2013）第 182013 号

中 国 中 医 药 出 版 社 出 版

北京市朝阳区北三环东路 28 号易亨大厦 16 层

邮政编码 100013

传真 010 64405750

三河市西华印务有限公司印刷

各地新华书店经销

*

开本 710×1000 1/16 印张 14.25 字数 175 千字

2014 年 1 月第 1 版 2015 年 5 月第 2 次印刷

书 号 ISBN 978 - 7 - 5132 - 1584 - 8

*

定价 30.00 元

网址 www.cptcm.com

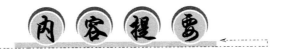

内　容　提　要

　　作者在现代医学治疗脑卒中的基础上有效地发挥传统中医针灸的优势，将现代康复知识和传统针灸有机结合，在针灸及康复训练治疗脑卒中的临床实践中总结出提高脑卒中康复疗效的方法，并整理成书，具有很高的学术价值。本书可以作为中医针灸医师学习康复的入门书，也可以作为神经康复医师了解针灸的窗户，以便更好地服务于患者。

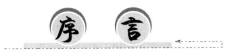

序 言

　　卒中的特点是高发病率、高致残率和高死亡率。现代康复理论和实践证明，卒中后进行有效的康复训练能够加速康复的进程，减轻功能上的残疾，节约社会资源。针灸作为中国传统医学的重要分支，在几千年的发展历史中积累了丰富的治疗中风的经验。从神经康复实践的角度看，针灸作为一种外周刺激的感觉反馈，与其他康复训练相配合，在促进神经损伤康复方面已显示一定的疗效，尤其在治疗偏瘫、吞咽障碍、失语症等方面。但是，由于中医的特殊理论体系，目前国际上普遍接受的循证医学理论不完全适合用作标准的评价方法来衡量针灸疗法的疗效。中医针灸结合现代康复方法治疗卒中是普遍接受的观点，但是需要继续探索，临床应用时，应该以实用性为原则，采用因人制宜的方法。

　　甘肃中医学院附属医院何天有教授和毛忠南医师，从事针灸康复治疗脑卒中临床、教学、科研多年，一直潜心于运用现代康复理论来指导和提高针灸治疗脑卒中的疗效。2012 年，毛忠南医师作为"西部之光"访问学者，在中国康复研究中心系统学习了康复理论和康复流程 1 年。师徒二人将治疗脑卒中的临床经验整理成书——《脑卒中偏瘫的康复训练与针灸治疗》，希望能够对提高针灸治疗脑卒中康复的疗效有所裨益。

中国康复医学会脑血管病专业委员会主任委员
中国康复研究中心副主任　张通

2013 年 11 月

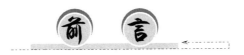

前　言

　　《中国脑卒中康复治疗指南》指出：我国每年新发脑卒中患者约 200 万人，其中 70%～80% 的卒中患者生活质量受到不同程度的影响。卒中康复是经循证医学证实降低致残率最有效的方法，是脑卒中组织化管理中不可或缺的关键环节。现代康复理论和实践证明，有效的康复功能训练是促进脑卒中后功能恢复的主要因素，其对脑损伤功能重组的影响促进，通过以下几个方面完成：有效的功能训练提高了过去相对无效或者新形成的神经突触的效率；大量的学习和训练促进原先不承担某种功能的结构去承担新的不熟悉的任务。

　　针灸治疗脑卒中已经有几千年的历史，积累了丰富的临床经验。"脑卒中"属于中医"中风"的范畴，本书中涉及中医理论和治疗部分多使用"中风"一词。从神经康复实践的角度看，针灸作为一种外周刺激的感觉反馈，与其他康复训练相配合，在促进神经损伤康复方面已显示可靠的疗效。针灸促进神经康复的机制研究表明：针灸刺激同样提高了过去相对无效或者新形成的神经突触的效率，同时也产生了感觉反馈，帮助形成准确的指向，重新学习恢复原有的功能。因此，在疾病康复的不同阶段，选择应用针灸的不同刺激方法与康复医学的功能训练相结合，寻求疾病诊治的契合点，对脑卒中偏瘫患者的康复有着很大的意义和价值。

　　笔者师徒二人，从事脑卒中康复的针灸治疗、教学、科研十余年。临床工作中，我们发现针灸在脑卒中康复的某些阶段、改善某些症状方面具有明显的效果。同时还发现：由于传统中医理论中没有系统的康复理论，许多针灸医师治疗脑卒中偏瘫患者既没有针刺治疗前的康复评定，也没有治疗后客观的疗效评价标准，临床颇多困惑。另外，多数神经康复医师对中医针灸知识了解不够，甚至误解，造成许多患者不能得到及时、有效的针灸治疗。针对此种情况，临床工作中我们一直思考：如何在现代医学治疗脑卒中的基础上更加有效地发挥传统中医针灸的优势？如何将现代康复理论与传统针灸有机结合来提高脑卒中康复的疗效，以便更好地服务于患者？通过多年的思考及反复临床实践，在征求多位专家意见的基础上，整理成《脑卒中偏瘫的康复训练与针灸治疗》一书，希望可以成为中医针灸医师学习脑卒中康复的入门书，也希望可以成为神经康复医师了解针灸的窗户。

感谢导师张通教授及中国康复研究中心各位老师的热情指导，感谢中国中医药出版社的农艳编辑，以及帮助打印校对的任春梅、张晓凌、张恩育、姚军孝等人的辛勤劳动。

编者
2013 年 11 月

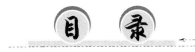

第四章　脑卒中偏瘫常见并发症的康复训练与针灸治疗

第一章　脑卒中基本知识

第一节　脑的解剖

一、脑的基本组成

脑主要由大脑、间脑、小脑和脑干组成。大脑是其中最大和最高级的一部分，控制着许多高级功能，如智力、语言、情感、各种感觉刺激的整合以及运动。间脑位于两侧大脑半球之间，是脑干与大脑半球的中继站。小脑的作用是维持平衡，控制和协调运动。脑干是脑和脊髓的通路，还控制着许多至关重要的自主功能，如呼吸、心率、血压、觉醒和注意力。由于神经纤维在脑干发生交叉，所以左侧大脑半球控制着身体右侧的大多数功能，右侧大脑半球控制着身体左侧的大部分功能。因此，左侧大脑半球损伤会造成身体右侧的感觉和运动功能障碍，反之亦然。在某一侧大脑半球，控制语言和书写的脑区会更发达些，我们就称之为优势半球，95%以上的右撇子和多数左撇子的优势半球都在左侧。因此，左侧半球发生卒中时更容易出现失语和其他言语功能障碍。

大脑可分为左、右两个大脑半球，两个半球之间靠胼胝体连接。大脑半球表面由皮质覆盖，内部为白质、基底节和侧脑室，每个大脑半球借中央沟、大脑外侧裂及其延长线、顶枕沟和枕前切迹的连线，分为额叶、顶叶、颞叶和枕叶（图1-1）。根据功能的不同，又有不同的分区（图1-2）。

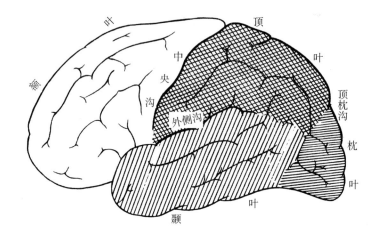

图1-1　脑的组成

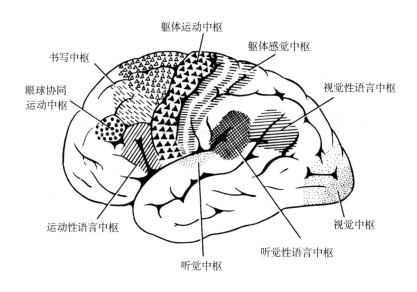

图1-2　大脑半球功能分区（左侧为例）

二、脑卒中的临床表现及定位

脑卒中的临床表现主要取决于脑组织受损的部位和范围。脑的重要部位损伤，其临床表现及定位如下：

1. 额叶

额叶占大脑半球表面的前 1/3，位于外侧裂上方和中央沟前方，是大脑半球的主要功能区之一，其主要功能与精神、语言和随意运动有关。病变时主要出现以下症状：卒中部位在额极以精神障碍为主，在中央前回可引起对侧偏瘫或者癫痫发作，在额上回可产生对侧上肢强握和摸索反射，在额中回可出现双眼向病灶侧凝视，在优势半球额下回可产生运动性失语，在内侧面可导致对侧膝关节以下瘫痪。

2. 顶叶

顶叶位于中央沟后、顶枕沟前和外侧裂延线的上方，其主要功能与皮质感觉、复杂劳动和技巧、阅读有关。病变时主要出现以下症状：中央后回和顶上小叶病变可出现对侧复合感觉障碍、感觉性癫痫；顶下小叶病变非优势半球可产生体象障碍，优势半球则表现为失用、失认、失算、失写、失读等。

3. 颞叶

颞叶位于外侧裂的下方，顶枕沟前方，以外侧裂于额顶叶分界，后面与枕叶相邻，其主要功能与听觉、语言、记忆及精神活动有关。病变时主要出现以下症状：优势半球颞上回后部损害表现为感觉性失语，优势半球颞中回后部损害表现为命名性失语，优势半球颞侧广泛病变或者双侧颞叶病变可出现精神症状，多为人格改变、情绪异常、记忆力障碍及表情淡漠。

4. 枕叶

枕叶位于顶枕沟和枕前切迹连线的后方，为大脑半球后部的小部分，主要与视觉有关。视觉中枢病变可出现幻视、视野缺损；双侧视觉中枢病变，可产生皮质盲；优势侧纹状区周围病变可引起视觉失认；顶枕颞交界区病变，可出现视物变形。

5. 内囊

内囊是宽厚的白质层，位于尾状核、豆状核及丘脑之间，其外侧为豆状核，内侧为丘脑，前内侧为尾状核，由纵行的纤维束组成上下行传导束，向上呈放射状投射到皮质各部。在水平切面上，内囊形成尖端向内的钝角三角形，分为前肢、后肢和膝部（图1-3）。如果是完全性损害可出现典型的"三偏"综合征，部分性损害可出现偏瘫、偏身感觉障碍、偏盲、偏身共济失调、一侧中枢性面舌瘫或运动性失语中的1~2个症状或者更多。

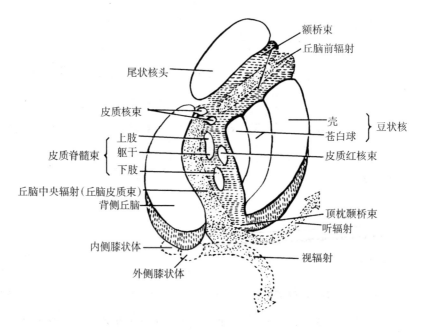

图1-3 内囊模式图

6. 基底节

基底节位于大脑白质深部，主要有尾状核、豆状核、屏状核、杏仁核组成，另外，红核、黑质及丘脑底核也参与基底节系统的组成。基底节与大脑皮层及小脑协同调节随意运动、肌张力和姿势反射，也参与复杂行为的调节，病变主要产生运动异常（运动增多或减少）和肌张力改变（升高或降低）。

7. 间脑

间脑位于两侧大脑半球之间，是脑干与大脑半球连接的中继站，它包括丘脑、上丘脑、下丘脑和底丘脑四部分。间脑卒中后最常见的症状是颅内压升高和丘脑痛。

8. 脑干

脑干上与间脑下与脊髓相连，包括中脑、脑桥和延髓，内部主要由脑干神经核、传导束和脑干网状结构组成。脑干病变大多出现交叉性瘫，即病变侧脑神经周围性瘫和对侧肢体中枢性瘫痪及感觉障碍。病变水平的高低可根据受损脑神经进行定位，如第Ⅲ对脑神经麻痹则病灶在中脑；如第Ⅴ、Ⅵ、Ⅶ、Ⅷ对脑神经麻痹则病灶在脑桥；如第Ⅸ、Ⅹ、Ⅺ、Ⅻ对脑神经麻痹则病灶在延髓。

9. 小脑

小脑位于颅后窝、小脑幕下方、脑桥及延髓背侧，以结合臂、脑桥臂和绳状体，分别与中脑、脑桥和延髓相连。小脑的主要功能是维持躯体平衡，控制姿势与步态，调节肌张力和协调随意运动的准确性。小脑的传出纤维在传导过程中有两次交叉，因此发生的病变主要是同侧肢体的共济失调，而且小脑的上半部分代表上肢，下半部分代表下肢，蚓部代表躯干。

三、运动系统的神经控制

运动系统的神经控制由上运动神经元（锥体系统）、下运动神经元、锥体外系统和小脑组成。人体的随意运动主要由锥体束控制；锥体外系统对运动的协调性起辅助作用，并通过对肌张力的调节来维持正常的姿势；下运动神经元是各方面神经冲动到达骨骼肌的唯一通路，通过周围神经传递至神经肌肉接头，引起肌肉的收缩；小脑系统的主要功能为反射性地维持肌张力，保持姿势平衡和运动的共济与协调。要完成各种精细而协调的复杂运动，需要整个运动系统的互相配合与协调。此外，所有运动都是在接受了感觉冲动以后所产生的冲动，通过深感觉动态地感知而使动作能准确执行。脑卒中对运动系统任何部分的损害均可引起运动障碍，偏瘫主要损害的部位在大脑，其余脑部的损伤主要表现为运动的不协调。

1. 上运动神经元

上运动神经元包括额叶中央前回运动区的大锥体细胞及其轴突组成的皮质脊髓束（从大脑皮质至脊髓前角的纤维束）和皮质脑干束（从大脑皮质至脑干脑神经运动核的纤维束）。上运动神经元的功能是发放和传递随意运动冲动至下运动神经元，并控制和支配其活动，上运动神经元损伤后可产生中枢性瘫痪。

皮质脊髓束和皮质脑干束经放射冠分别通过内囊后肢和膝部下行。皮质脊髓束经中脑大脑脚中 3/5、脑桥基底部，在延髓锥体交叉处大部分纤维交叉至对侧，形成皮质脊髓侧束下行，终止于脊髓前角；小部分纤维不交叉形成皮质脊髓前束，在下行过程中陆续交叉，止于对侧脊髓前角；仅有少数纤维始终不交叉而直接下行，陆续止于同侧前角。皮质延髓束在脑干各个脑神经核的平面上交叉至对侧，分别终止于各个脑神经运动核。需注意的是：除面神经核下部及舌下神经核受对侧皮质延髓束支配外，其余脑干运动神经核均受双侧皮质脑干束支配。

尽管锥体束主要支配对侧躯体，但仍有一小部分锥体束纤维始终不交叉，支配同侧脑神经运动核和脊髓前角运动神经元。如眼肌、咀嚼肌、咽喉肌、额肌、颈肌及躯干肌等这些习惯左右同时进行运动的肌肉有较多的同侧支配。所以一侧锥体束受损，不引起以上肌肉的瘫痪，中枢性脑神经受损仅出现对侧舌肌和面肌下部瘫痪。而且，因四肢远端比近端的同侧支配更少，故锥体束损害导致的四肢瘫痪一般是远端较重（图 1-4）。

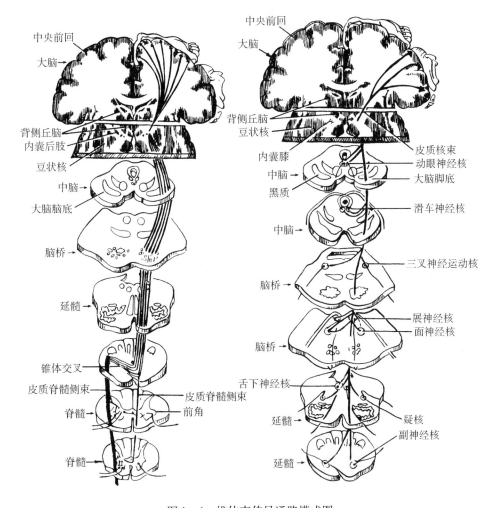

图 1-4　椎体束传导通路模式图

　　另外，在大脑皮质运动区，身体各部分都有相应的代表位置，其排列呈手足倒置关系，即头部在中央前回最下面，大腿在其最上面，小腿和足部则在大脑内侧面的旁中央小叶。代表区的大小与运动精细和复杂程度有关，与躯体所占体积无关。上肢尤其是手和手指的区域特别大，躯干和下肢所占的区域最小。肛门及膀胱括约肌的代表区在旁中央小叶（图 1-5）。

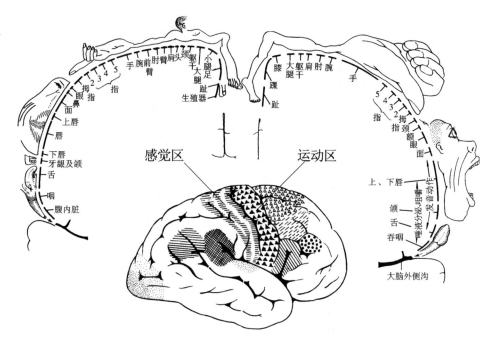

图1-5　人体各部位在皮质运动区和感觉区的定位关系

2. 下运动神经元

下运动神经元包括脊髓前角细胞、脑神经运动核及其发出的神经轴突。它是接受锥体系统、锥体外系统和小脑系统各方面冲动的最后通路，是冲动到达骨骼肌的唯一通路，其功能是将这些冲动组合起来，通过周围神经传递至运动终板，引起肌肉的收缩。由脑神经运动核发出的轴突组成的脑神经直接到达它们所支配的肌肉。脊髓前角运动神经元有两种，即α运动神经元和γ运动神经元，α运动神经元发出α纤维支配梭外肌，γ运动神经元发出γ纤维支配梭内肌。每一个前角细胞发出的运动神经元及其所支配的一组肌纤维（50～200根）是完成运动功能的基本组成部分。下运动神经元损伤后可产生周围性（弛缓性）瘫痪。

人体要执行准确的随意运动，还必须维持正常的肌张力和姿势。牵张反射（图1-6）是产生和维持肌张力的基础反射，人体只有具备合适的肌张力才能维持一定的姿势。牵张反射是指当肌肉被动牵拉时引起梭内肌收缩，其传入冲动经后根进入脊髓，激动脊髓前角运动 α 神经元而使梭外肌收缩，肌张力增高。维持肌张力的初级中枢在脊髓，但又受到脊髓以上的中枢调节。脑部多个区域（如大脑皮质、前庭核、基底节、小脑和脑干网状结构等）可分别通过锥体束、前庭脊髓束或网状脊髓束等对牵张反射起着易化或抑制作用。锥体束和前庭脊髓束主要起易化作用，而网状脊髓束主要起抑制作用，从而形成了一组随意肌调节的完善反馈系统，使各种随意运动执行自如。正常情况下，这种易化和抑制作用保持着平衡，维持正常的肌张力。脑卒中后脊髓以上中枢受到不同程度的破坏，抑制作用减弱，同时由于没有及时进行良肢位的摆放，患侧肢体处于被动牵拉的体位而引起牵张反射活跃，导致脑休克期过后逐渐出现异常肌张力。

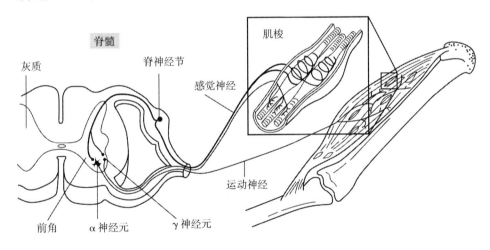

图 1-6 牵张反射示意图

3. 锥体外系统

锥体外系统是指锥体系统以外的所有躯体运动的神经系统结构，包括纹状体系统和前庭小脑系统，目前临床习惯上指纹状体系统。它包括纹状体（尾状核、壳核和苍白球）、红核、黑质及丘脑底核，总称为基底节。大脑皮质（主要是额叶皮质运动前区）发出的纤维，止于新纹状体（尾状核和壳核），由此发出的纤维止于旧纹状体（苍白球），旧纹状体发出的纤维分别止于红核、黑质、丘脑底核和网状结构等处。由红核发出的纤维组成红核脊髓束，由网状结构发出的纤维组成网状脊髓束，均止于脊髓前角运动细胞，调节骨骼肌的随意运动。基底节区紧邻内囊、外囊及侧脑室，脑卒中损伤这些部位后往往同时伴有肌力和肌张力障碍。

4. 小脑

小脑是协调随意运动的重要结构，它并不发出运动冲动，而是通过传入纤维（脊髓小脑束、前庭小脑束、橄榄小脑束、额桥小脑束、颞桥小脑束）和传出纤维（齿状核红核脊髓束、齿状核红核丘脑束、小脑前庭束、顶核网状纤维束等）与脊髓、前庭、脑干、基底节及大脑皮质等部位联系，达到对运动神经元的调节作用。小脑的主要功能是维持躯体平衡、调节肌张力及协调随意运动。小脑受损后主要出现共济失调与平衡障碍两大类症状。

第二节 脑的血液供应

脑的血管分为脑动脉和脑静脉。脑卒中常见于动脉的急性障碍，这里主要介绍脑动脉在血管造影上的表现。脑的动脉系统包括颈内动脉系统和椎–基底动脉系统，以顶枕沟为界，大脑前2/3和部分间脑由颈内动脉分支供应，大脑后1/3、部分间脑、脑干和小脑由椎–基底动脉分支供应。两个系统动脉通过前交通动脉和后交通动脉构成Willis环，正常情况下脑动脉环两侧的血液不相混合，当某一动脉狭窄或者闭塞时，Willis环开放而使血液重新分配和代偿，以维持脑的血液供应。两个动脉系统又都分为皮质支和中央支，皮质支供应大脑皮质及其深面的髓质，中央支供应基底核、内囊及间脑。

一、颈内动脉系统

1. 颈内动脉的行程和分段

（1）颅外段（颈段）：直且无分支（图1–6）。

（2）颅内段：颈动脉造影一般分为五段。C_5：岩骨段（颈动脉管段，神经节段）。C_4：海绵窦段。C_3：前膝段，发出眼动脉。C_2：视交叉池段（床突上段）。C_1：后膝段，发出脉络丛前动脉和后交通动脉。脉络丛前动脉供应外侧膝状体、内囊后肢的后下部、大脑脚底的中1/3及苍白球等结构。

C_1段再稍向前分为大脑前动脉（A_1段）和大脑中动脉（M_1段）。$C_1 + A_1 + M_1$称"颈内动脉分叉部"，在脑血管造影的前后位片上呈"T"形（图1–7）；在侧位片上，$C_2 + C_3 + C_4$呈"C"形，即"颈内动脉虹吸部"（图1–8）。

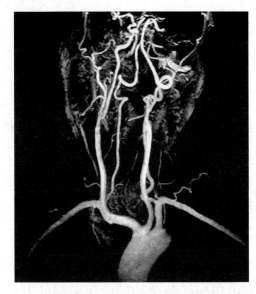

图 1-6 颈内动脉颅外段（颈段）

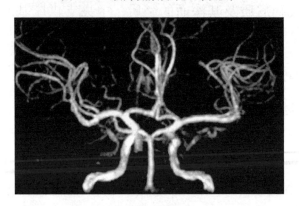

图 1-7 颈内动脉分叉部

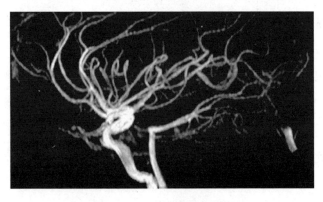

图 1-8 颈内动脉虹吸部

2. 颈内动脉的主要分支

（1）眼动脉：自 C_3 段发出，经视神经管入眶，供应眼部。

（2）后交通动脉：自 C_1 段发出，与大脑后动脉吻合，构成 Willis 环的一部分。

（3）脉络丛前动脉：自 C_1 段发出，经脉络裂入侧脑室下角，形成脉络丛。①皮质支：供应海马和沟回。②中央支：供应内囊后肢的后下部和苍白球等。其特点是口径细、行程长，易发生栓塞，所以临床上苍白球和海马发病较多。

（4）大脑前动脉（图 1-9）

1）行程和分段：动脉造影时分为五段。A_1 段：水平段。A_2 段：上行段。A_3 段：膝段。A_4 段：胼周段。A_5 段：终段，为楔前动脉。

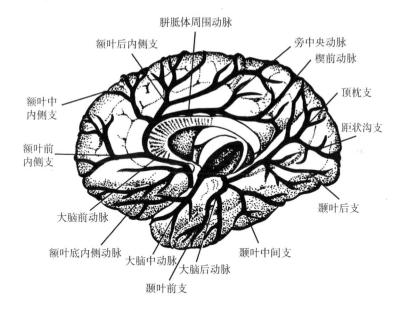

图 1-9　大脑前动脉、后动脉及分支

2）分支及分布：①皮质支：依次分出额叶底内侧动脉、额叶前内侧动脉、额叶中间内侧动脉、额叶后内侧动脉、胼胝体周围动脉、旁中央动脉和楔前动脉，供应顶枕沟以前的半球内侧面及额叶底面的一部分，额、顶二叶上外侧面的上部。②中央支：即内侧豆

脑卒中偏瘫的康复训练与针灸治疗

纹动脉，其中返支供应壳、尾状核头及内囊前下部。③基底支：供应视交叉和下丘脑。

（5）大脑中动脉（图1－10）

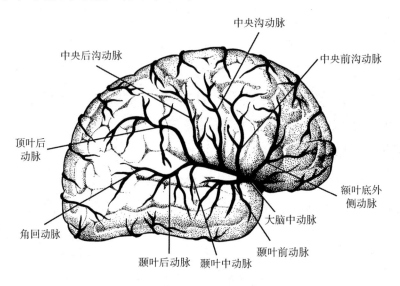

图1－10　大脑中动脉及分支

1）行程和分段：分为五段。M_1段：眶后段（水平段）。M_2段：岛叶段（回旋段），发出颞前动脉，呈"U"形。M_3段：外侧沟段，为M_2基部发出并向中央沟上升的升动脉。M_4段：分叉段，发出顶后动脉、角回动脉和颞后动脉处。M_5段：亦称终末支，即角回动脉。$M_2 + M_4 + M_5$称"大脑外侧沟动脉组"。

2）分支与分布：①皮质支：依次分出额叶底外侧动脉、颞叶前动脉、中央前沟动脉、中央沟动脉、颞叶中间动脉、颞叶后动脉、中央后沟动脉、角回动脉、顶叶后动脉，供应大脑半球上外侧面的大部分和岛叶。②中央支：即外侧豆纹动脉，供应前连合外侧部、壳的大部、苍白球外侧段、内囊的上半部及附近辐射冠、尾状核的头和体等。此组动脉是供应纹状体和内囊的主要动脉，容易破裂出血，故称为脑出血动脉。

二、椎－基底动脉系统

1. 椎动脉

颅内段的主要分支有脑膜支、脊髓前动脉、脊髓后动脉、延髓动脉、小脑下后动脉。

2. 基底动脉

主要分支有小脑下前动脉（供应小脑下面前部）、迷路动脉（供应内耳迷路）、脑桥动脉（供应脑桥基底部）、小脑上动脉（供应小脑上部）和大脑后动脉。

3. 大脑后动脉（图1－9）

（1）行程和分段：分为四段。P_1段：水平段。P_2段：纵行段。P_3段：为从P_2段向外发出的颞支。P_4段：为从P_2段向上发出的顶枕动脉和距状沟动脉。

（2）主要分支：①皮质支：主要分支有颞下前动脉、颞下中间动脉、颞下后动脉、距状沟动脉、顶枕动脉，供应颞叶的底面和内侧面以及枕叶。②中央支（穿动脉）：供应脑干、背侧丘脑、下丘脑、外侧膝状体。

第三节　脑卒中偏瘫的查体与评定

　　脑卒中偏瘫康复的查体与神经内科查体基本相同，不同的是，脑卒中偏瘫康复的查体更多地关注脑卒中损害导致的残疾、残损和残障。也就是说，除了关注原发病的二级预防外，还要通过查体将收集的资料填写相关表格，同时进行康复评定，分析患者重新独立返回社会或者家庭所存在的障碍，为制订最佳的康复治疗方案做好准备。脑卒中所致的常见障碍有：运动障碍、感觉障碍、自主神经障碍、高级脑功能障碍、吞咽和构音障碍、精神障碍、情感障碍、继发障碍、生活障碍和参与障碍等。本书主要介绍脑卒中所致的运动障碍，即偏瘫，其他相关障碍在第四章中介绍。偏瘫康复的查体及常用的表格如下：

一、一般体格检查

　　一般体格检查包括一般情况（姓名、性别、年龄、发育、营养、面容表情）、生命体征（体温、呼吸、脉搏、血压）、意识状态（常用格拉斯哥量表）、体位、姿势、步态、皮肤黏膜、头面部、胸腹部和脊柱四肢等（表1-1）。

表1-1　格拉斯哥量表（GCS，Glasgow Coma Scale）

内容	标准	评分
睁眼反应（E）	自然睁眼：靠近患者时，患者能自主睁眼，术者不应说话，不应接触患者	4
	呼唤会睁眼：正常音量呼叫患者，或高音量呼叫，术者不能接触患者	3
	有刺激或痛楚会睁眼：先轻拍或摇晃患者，无反应后予强刺激，如以笔尖刺激患者第2或第3指外侧，并在10秒内增加刺激至最大，强刺激睁眼评2分；若仅出现皱眉、闭眼、痛苦表情，不能评2分	2
	对于刺激无反应	1
	如因眼肿、骨折等不能睁眼	"C"（Closed）

续表

内容	标准	评分
运动反应（M）	可依指令动作：按指令完成 2 次不同的动作	6
	施以刺激时，可定位出疼痛位置：予疼痛刺激时，患者能移动肢体尝试去除刺激，疼痛刺激以压眶上神经为金标准	5
	对疼痛刺激有反应，肢体会回缩	4
	对疼痛刺激有反应，肢体会弯曲，呈"去皮质强直"姿势	3
	对疼痛刺激有反应，肢体会伸直	2
	呈"去脑强直"姿势，捏痛时毫无反应	1
语言反应（V）	说话有条理：定向能力正确，能清晰表达自己的名字、居住城市或当前所在地点、当年年份和月份	5
	可应答，但有答非所问的情形：定向能力障碍，有答错情况	4
	可说出单字：完全不能进行对话，只能说简短句或单个字	3
	可发出声音：对疼痛刺激仅能发出无意义叫声	2
	不发声	1
	无任何反应	"T"（Tube）
	因气管插管或切开而无法正常发声，平素有言语障碍史	"D"（Dysphasic）

备注：

1. 评分 最高得分 15 分，最低得分 3 分，8 分以上恢复机会较大。运动评分如果左、右侧不同，以较高的分数进行计分。5 岁以下儿童不适用。

2. 损伤程度 轻度：13 ~ 15 分，伤后昏迷 30 分钟内。中度：9 ~ 12 分，伤后昏迷 30 分钟至 6 小时。重度：3 ~ 8 分，伤后昏迷 6 小时以上，或者伤后 24 小时内意识恶化，再次昏迷在 6 小时以上。

3. 记录 E、M、V 字母中间用数字表示，如 E3M4V2 = GCS9。

二、认知状态检查

认知是指人在对客观事物的认识过程中对感觉输入信息的获取、编码、操作、提取和使用的过程，它包括知觉、注意、记忆、思维和语言等。脑卒中后认知功能损害是阻碍患者肢体功能与日常生活活动能力改善与提高的主要因素，如记忆力障碍患者因为不能记住每天康复训练的内容而学习效率低下；注意力障碍患者不能执行指令；执行障碍患者丧失主观努力，对周围事物漠不关心、反应迟钝，对能够自己完成的日常动作和康复训练的动作，反应"懒惰"且不愿意练习；失算症患者不能进行心算而无法购物；定向力障碍患者因为容易迷路而不能独自上街等。这里介绍临床常用的筛查量表：简易精神状态检查量表（表1-2）。

表1-2 简易精神状态检查量表（MMSE）

序号	检查内容	初期评定 年 月 日	中期评定 年 月 日	末期评定 年 月 日
1	今年的年份；现在是什么季节；现在是几月份；今天是几号；今天是星期几			
2	咱们现在是在哪个城市；咱们现在是在哪个区；咱们现在是在什么地方（地址、门牌号）；咱们现在是在哪个医院；这里是第几层楼			
3	现在我告诉您三种东西，在我说完后，请您重复一遍这三种东西是什么；请记住这三种东西，过一会儿我还要问您（树、钟、汽车）			
4	100-7等于几，连续问5次			
5	现在请您说出我刚才让您记住的那三种东西			
6	这个东西叫什么（出示手表）；这个东西叫什么（出示铅笔）			
7	请您跟着我说："四十四只石狮子"			
8	我给您一张纸，请按我说的去做，现在开始："用右手拿着这张纸（1分），用两只手将它对折起来（1分），放在您的左腿上（1分）"			
9	出示写有"请闭上您的眼睛"的卡片，请您念一下这句话，并按上面的意思去做			
10	请您给我写一个完整的句子（要有主、谓语，而且要有意义）			
11	出示图案，请您照样把它画下来			
	总分			
	评定者			

备注：

1. 评分标准 满分为30分，每一个问题回答错误得0分，正确得1分。正常标准：文盲≥17分；小学≥20分；中学（包括中专）≥22分；大学（包括大专）≥24分。

2. 内容说明 第1项为时间定向，第2项为地点定向，第3项为复述和瞬间记忆，第4项为注意力和计算能力，第5项为短时记忆，第6、7、8、9、10项为共同考察语言的听理解、命名、复述、表达、阅读、执行等能力，第11项为结构模仿。

MMSE检查比较粗略，适宜于初步筛查，如要进一步详细检查评定可采用蒙特利尔认知量表或者LOTCA量表。

三、神经系统检查（表1-3）

表1-3　神经系统检查

一、利手	
利手（右/左）	
二、颅神经	
Ⅰ嗅神经	嗅觉：正常/丧失/减退/嗅觉过敏/幻嗅
Ⅱ视神经	视力（右/左）：正常/近视/近视程度/无法查
	视野（右/左）：有无缺损，缺损范围
	眼底（右/左）：视盘（圆形）；边缘（清楚）；色（淡红）；生理凹陷（清晰）；动静脉比例（2:3）；视网膜血管（正常/硬化）；视网膜（正常/脱落/出血）；眼底检查（正常）
Ⅲ动眼神经、Ⅳ滑车神经、Ⅵ外展神经	眼睑下垂（右/左）：有/无
	眼球凸出（右/左）：有/无
	眼球凹陷（右/左）：有/无
	瞳孔直径（右/左）：有/无；缩小/散大
	瞳孔形状（右/左）：圆形
	直接对光反射（右/左）：正常/迟钝/消失
	间接对光反射（右/左）：正常/迟钝/消失
	调节反射（右/左）：正常/迟钝/消失
	辐辏反射（右/左）：正常/迟钝/消失
	眼姿（右/左）：正常/凝视
	眼球浮动（右/左）：有/无
	眼震（右/左）：有/无
	复视（右/左）：有/无（水平/旋转/垂直/混合）
Ⅴ三叉神经	颜面感觉：正常/减退
	角膜反射：正常/消失/迟钝/亢进
	下颌反射：正常/消失/迟钝/亢进
	张口动作：正常/不能闭合
	咀嚼运动（右/左）：正常/力弱/不能

续表

二、颅神经		
Ⅶ面神经	面瘫：有/无（中枢/周围）	
	面肌痉挛：−/＋	
	额纹（右/左）：有/无	
	眉弓抬举：有力/无力	
	眼裂：有无增宽/变窄	
	眼角：有无下垂	
	鼻唇沟（右/左）：有/无/变浅	
	口角（向右/向左）：有无㖞斜	
	舌前2/3味觉（右/左）：正常/减弱/过敏	
Ⅷ位听神经	听力（右/左）：正常/弱	
	Rine试验：气导＞骨导；气导＜骨导	
	患侧较响；健侧较响	
Ⅸ舌咽神经、Ⅹ迷走神经	发声：正常/嘶哑	
	软腭活动：动度正常/力弱	
	悬雍垂：居中/左偏/右偏	
	咽反射（右/左）：正常/消失	
	吞咽：正常/障碍	
	舌后1/3味觉：正常/减弱	
Ⅺ副神经	胸锁乳突肌：饱满/萎缩	
	斜方肌：饱满/萎缩	
	转颈（右/左）：不能/力弱/正常	
	耸肩（右/左）：不能/力弱/正常	
Ⅻ舌下神经	伸舌：居中/偏左/偏右	
	舌肌萎缩：−/＋	
	舌肌纤颤：−/＋	

三、反射		左	右
浅反射	上腹壁	正常/减弱/消失	正常/减弱/消失
	中腹壁	正常/减弱/消失	正常/减弱/消失
	下腹壁	正常/减弱/消失	正常/减弱/消失

续表

三、反射		左	右
深反射	肱二头肌	亢进/活跃/正常/减弱/消失	亢进/活跃/正常/减弱/消失
	肱三头肌	亢进/活跃/正常/减弱/消失	亢进/活跃/正常/减弱/消失
	膝腱	亢进/活跃/正常/减弱/消失	亢进/活跃/正常/减弱/消失
	跟腱	亢进/活跃/正常/减弱/消失	亢进/活跃/正常/减弱/消失
	髌阵挛	有/无	有/无
	踝阵挛	有/无	有/无
病理反射	Hoffmann	阴性/阳性	阴性/阳性
	Babinski	阴性/阳性	阴性/阳性
	Chaddock	阴性/阳性	阴性/阳性
	Oppenheim	阴性/阳性	阴性/阳性
	Gordon	阴性/阳性	阴性/阳性
	吸吮反射	阴性/阳性	阴性/阳性
	掌颏反射	阴性/阳性	阴性/阳性

四、感觉	左	右
痛觉	过敏/正常/减弱/消失	过敏/正常/减弱/消失
温度觉	过敏/正常/减弱/消失	过敏/正常/减弱/消失
触觉	过敏/正常/减弱/消失	过敏/正常/减弱/消失
位置觉	过敏/正常/减弱/消失	过敏/正常/减弱/消失
振动觉	过敏/正常/减弱/消失	过敏/正常/减弱/消失
二点辨别觉	过敏/正常/减弱/消失	过敏/正常/减弱/消失
实体觉	过敏/正常/减弱/消失	过敏/正常/减弱/消失

五、共济运动		左	右
指鼻试验		稳准/欠稳准/不能/不配合	稳准/欠稳准/不能/不配合
跟膝胫试验		稳准/欠稳准/不能/不配合	稳准/欠稳准/不能/不配合
Romberg 征	睁眼	阴性/阳性/不能/不配合	阴性/阳性/不能/不配合
	闭眼	阴性/阳性/不能/不配合	阴性/阳性/不能/不配合
	加强	阴性/阳性/不能/不配合	阴性/阳性/不能/不配合

四、肌痉挛评定

肌肉痉挛是肌张力异常升高的表现，是影响偏瘫康复的主要因素之一，不同的肌张力，其临床特征不同。导致痉挛的原因复杂，评定方法较多（详见第四章第五节）。这里只介绍临床常用的改良 Ashworth 法（表 1 -4）。

表 1 -4 肌痉挛评定（改良 Ashworth 法）

部位		初期评定 年 月 日		中期评定 年 月 日		末期评定 年 月 日	
		左	右	左	右	左	右
躯干	屈						
	伸						
上肢	屈						
	伸						
下肢	屈						
	伸						
手	屈						
	伸						
评定者							

备注：

1. 评分标准 0：无肌张力增加。I：肌张力轻度增加，受累部分被动屈伸时，在活动范围之末时出现最小阻力或突然出现的卡住。I⁺：肌张力轻度增加，在关节活动范围 50% 之内出现突然卡住，然后在关节活动范围 50% 之后均呈最小阻力。II：肌张力增加较明显，关节活动范围的大部分肌张力均明显地增加，但受累部分仍能较容易地被动活动。III：肌张力严重增高，被动活动困难。IV：挛缩，受累部位被动屈伸时呈现挛缩状态而不能动。

2. 注意事项 要先进行肌张力评定，再进行肌力及运动功能检查评定。

五、运动功能评定

随意运动功能的丧失是脑卒中后的主要障碍之一。随意运动功能的评价有 Bobath 评价法、Brunnstrom 评价法、日本上田敏评价法、Fugl - Meyer 评价法。这里介绍临床最常用的量表——简化 Fugl - Meyer 运动功能评分法（表 1 -5）。

表 1-5　简化 Fugl-Meyer 运动功能评分法

			内容			初期评定	中期评定	末期评定
		项目	0 分	1 分	2 分	年 月 日	年 月 日	年 月 日
上肢	坐位	有无反射活动	1. 肱二头肌	不能引起反射		能引起反射			
			2. 肱三头肌	同上		同上			
		屈肌协同运动	3. 肩上提	完全不能进行	部分完成	无停顿,充分完成			
			4. 肩后缩	同上	同上	同上			
			5. 肩外展≥90°	同上	同上	同上			
			6. 肩外旋	同上	同上	同上			
			7. 肘屈曲	同上	同上	同上			
			8. 前臂旋后	同上	同上	同上			
		伸肌协同运动	9. 肩内收、内旋	同上	同上	同上			
			10. 肘伸展	同上	同上	同上			
			11. 前臂旋前	同上	同上	同上			
		伴有协同运动的活动	12. 手触腰椎	没有明显活动	手仅可向后越过髂前上棘	能顺利完成			
			13. 肩关节屈曲90°,肘关节伸直	开始时手臂立即外展或肘关节屈曲	在接近规定位置时肩关节外展或肘关节屈曲	能顺利充分完成			
			14. 肩0°,肘屈90°,前臂旋前、旋后	不能屈肘或前臂不能旋前	肩、肘位正确,基本上能旋前旋后	正确完成			

脑卒中偏瘫的康复训练与针灸治疗

续表

		内容				初期评定	中期评定	末期评定
		项目	0分	1分	2分	年月日	年月日	年月日
上肢	坐位	脱离协同运动的活动	15. 肩关节外展90°，肘伸直，前臂旋前	开始时肘就屈曲，前臂偏离方向，不能旋前	可部分完成此动作或在活动时肘关节屈曲或前臂不能旋前	顺利完成			
			16. 肩关节屈曲90°~180°，肘伸直，前臂中立位	开始时肘关节屈曲或肩关节发生外展	肩关节屈曲时肘关节屈曲、肩关节外展	顺利完成			
			17. 肩屈曲30°~90°，肘伸直，前臂旋前旋后	前臂旋前旋后完全不能进行或肩肘位不正确	肩、肘位置正确，基本上能完成旋前旋后	顺利完成			
		反射亢进	18. 检查肱二头肌、肱三头肌和指屈肌三种反射	至少2~3个反射明显亢进	一个反射明显亢进或至少两个反射活跃	活跃的反射≤1个，且反射亢进			
		腕稳定性	19. 肩0°、肘屈90°时腕背屈	不能背屈腕关节达15°	可完成腕背屈，但不能抗拒阻力	施加轻微阻力仍可保持腕背屈			
			20. 肩0°、肘屈90°时腕屈伸	不能随意屈伸	不能在全关节范围内主动活动腕关节	能平滑地不停顿地进行			

续表

			内容			初期评定	中期评定	末期评定
		项目	0分	1分	2分	年 月 日	年 月 日	年 月 日
上肢	坐位	肘伸直,肩前屈30°	21. 腕背屈	不能背屈腕关节达15°	可完成腕背屈,但不能抗拒阻力	施加轻微阻力仍可保持腕背屈		
			22. 腕屈伸	不能随意运动	不能在全关节范围内主动活动腕关节	能平滑地不停顿地进行		
			23. 腕环形运动	不能进行	活动费力或不完全	正常完成		
		手指	24. 集团屈曲	不能屈曲	能屈曲但不充分	能完全主动屈曲		
			25. 集团伸展	不能伸展	能放松主动屈曲的手指	能完全主动伸展		
			26. 钩状抓握	不能保持要求的位置	握力微弱	能够抵抗相当大的阻力		
			27. 侧捏	不能进行	能用拇指捏住一张纸,但不能抵抗拉力	能牢牢捏住纸		
			28. 对捏(拇、食指可夹住一根铅笔)	完全不能	握力微弱	能抵抗相当大的阻力		
			29. 圆柱状抓握	不能保持要求的位置	握力微弱	能够抵抗相当大的阻力		
			30. 球形抓握	同上	同上	同上		

续表

内容					初期评定	中期评定	末期评定
		项目	0分	1分	2分	年 月 日	年 月 日	年 月 日
上肢	坐位	协调能力与速度（手指指鼻试验，连续5次）	31. 震颤	明显震颤	轻度震颤	无震颤			
			32. 辨距障碍	明显的或不规则的辨距障碍	轻度的或规则的辨距障碍	无辨距障碍			
			33. 速度	较健侧长6秒	较健侧长3~5秒	两侧差别<2秒			
下肢	仰卧位	反射活动	1. 跟腱反射	无反射活动		有反射活动			
			2. 膝腱反射	同上		同上			
		屈肌协同运动	3. 髋关节屈曲	不能进行	部分进行	充分进行			
			4. 膝关节屈曲	同上	同上	同上			
			5. 踝膝关节背屈	同上	同上	同上			
		伸肌协同运动	6. 髋关节伸展	没有运动	微弱运动	几乎与对侧相同			
			7. 髋关节内收	同上	同上	同上			
			8. 膝关节伸展	同上	同上	同上			
			9. 踝关节距屈	同上	同上	同上			
	坐位	伴有协同运动的活动	10. 膝关节屈曲	无主动运动	膝关节能从微伸位屈曲，但屈曲<90°	屈曲时>90°			
			11. 踝关节背屈	不能主动背屈	主动背屈不完全	正常背屈			

续表

		内容			初期评定	中期评定	末期评定
		项目	0 分	1 分	2 分	年 月 日	年 月 日	年 月 日
下肢	站立位	脱离协同运动的活动	12. 膝关节屈曲	在髋关节伸展位时不能屈膝	踝关节 0°时，膝关节能屈曲，但 < 90° 或进行时髋关节屈曲	屈曲时 >90°			
			13. 踝关节背屈	不能主动活动	能部分背屈	正常背屈			
	坐位	反射亢进	14. 查跟腱、膝和膝屈肌三种反射	2 ~ 3 个反射明显亢进	1 个反射亢进或 2 个反射活跃	活跃的反射≤1			
	仰卧位	协调能力和速度（跟膝胫试验，快速连续做 5 次）	15. 震颤	明显震颤	轻度震颤	无震颤			
			16. 辨距障碍	明显的或不规则的辨距障碍	轻度的或规则的辨距障碍	无辨距障碍			
			17. 速度	较健侧长 6 秒	较健侧长 2 ~ 5秒	两侧差别 < 2 秒			
总分值								
等级								
结论（障碍程度）								
评定者								

备注：

1. 评分标准　总分为 100 分，上肢 33 项共 66 分，下肢 17 项共 34 分，逐项打分并累计加分。其中，< 50 分为 I 级，严重运动障碍；50 ~ 84 分为 II 级，明显运动障碍；85 ~ 95 分为 III 级，中度运动障碍；96 ~ 99 分为 IV 级，轻度运动障碍。

2. 注意事项　①脑卒中所致的运动障碍为随意运动下降，即选择性运动障碍；周围神经病变为远端肌优势的肌力下降；肌肉病变出现躯干、四肢近端肌优势的肌力下降。②如果双侧偏瘫，要同时进行评价并标明左、右。③轻度运动瘫痪时，可用轻瘫试验。

六、平衡功能评定

平衡是指在各种环境条件下维持身体直立姿势的能力，是人体保持体位，完成各项日常生活活动，尤其是步行的基本保证，一定的平衡能力是脑卒中后偏瘫患者正常独立行走和完成日常动作的必要条件。一个人的平衡能力正常就能够保持体位，在随意运动中调整姿势，安全有效地对外来干扰作出反应。为了保持平衡，人体的重心必须垂直地落在支持面上方或者范围内，换句话说，平衡就是维持重心于支持面上方的能力。稳定极限指身体在保持平衡的范围内倾斜时与垂直线形成的最大角度，当重心偏离稳定极限时，平衡被破坏，正常人可以通过跨一步及自动姿势反应重新建立平衡。脑卒中患者的平衡能力遭到破坏，往往不能作出正常反应而跌倒。

1. 维持平衡的系统

人体在各种情况下（包括来自体内外环境的变化）保持平衡有赖于神经系统控制下的感觉和运动系统的参与、相互作用以及合作。躯体感觉、视觉以及前庭三个感觉系统在维持平衡的过程中各自扮演不同的角色。

（1）躯体感觉系统：平衡的躯体感觉输入包括皮肤感觉（触、压觉）输入和本体感觉输入。在维持身体平衡和姿势的过程中，与支持面相接触的皮肤触、压觉感受器向大脑皮质传递有关体重的分布情况和身体重心位置的信息；分布于肌梭、关节的本体感受器则向大脑皮质输入随支持面变化（如体积、硬度、稳定性以及表面平整度等）而出现的有关身体各部位的空间定位和运动方向的信息。研究表明，正常人站立在固定的支持面上时，足底皮肤的触、压觉和踝关节的本体感觉输入起主导作用，此时身体姿势控制主要依赖躯体感觉系统，即使去除了视觉信息输入（闭眼），人体重心（COG）摆动亦不明显增加。当足底皮肤和下肢本体感觉输入完全消失时，人体失去感受支持面的能力，姿势的稳定性立刻受到严重影响，闭目站立时身体倾斜、摇晃，并容易跌倒。脑卒中偏瘫患者多伴有深、浅感觉障碍，不能感知肢体所在的位置，更不能作出正确的反应。

（2）视觉系统：通过视觉，人们能够看见某一物体在特定环境中的位置，判断自身与周围物体之间的距离，同时也知道物体是静止的还是运动的。当身体的平衡因躯体感觉受到干扰或者破坏时，视觉系统在维持平衡中发挥重要的作用，通过颈部肌肉收缩而使头保持向上直立位和保持水平视线来使身体保持或者恢复到原来的直立位，从而获得新的平衡。如果去除或者阻断视觉输入，如闭眼或者戴眼罩，姿势的稳定性将较睁眼站立时显著下降。脑卒中偏瘫患者因为深、浅感觉障碍，不能感知肢体所在的位置，行走时经常注视地面，以代偿或者补充躯体感觉输入的缺失。

（3）前庭系统：头部的旋转刺激了前庭系统中的两个感受器。其一为前、后、外三个半规管内的壶腹嵴，壶腹嵴为运动位置感受器，能够感受头部在三维空间中的运动觉加（减）速度变化而引起的刺激。其二是前庭迷路内的椭圆囊斑和球囊斑，它能感受静止时的地心引力和直线加（减）速度变化而引起的刺激。无论体位如何变化，通过头的调整反应改变颈部肌肉张力来维持头的直立位置是椭圆囊斑和球囊斑的主要功能，通过测知头部的位置及其运动，使身体各部位随头做适当的调整和协调运动，从而保持身体的平衡。在前二者正常的情况下，前庭冲动在控制 COG 位置上的作用很小，当二者输入被阻断或者不准确而发生冲突时，前庭系统的感觉输入在维持平衡中才变得至关重要。

当体位或者姿势变化时，为了判断 COG 的准确位置和支持面状况，中枢神经系统将这三种信息进行整合，这个过程被称为感觉组织。一般说来，在支持面和环境稳定的情况下，主要通过躯体感觉输入维持直立姿势；如果支持面破坏，视觉就成为主要的感觉输入；如果当二者输入被阻断或者不准确而发生冲突时，前庭系统的感觉输入就成为中枢神经系统判断信息的主要来源。如果一个系统受损，通过另外两个系统的代偿还可以保持平衡；如果两个系统受损，则身体平衡的调节控制将受到影响。中枢神经系统在对各种感觉信息进行分析整合后下达运动指令，运动系统多组肌群共同协调完成姿势控制变化，将身体重心调整到原范围内并重新建立新的平衡。

人体在对付外来干扰时采用三种模式：踝关节模式、髋关节模式及跨步运动模式。踝关节模式是指身体重心以踝关节为轴进行前后转动或摆动，类似钟摆运动。当身体向后倾倒时，胫前肌、股四头肌及腹肌按顺序依次收缩以阻止身体进一步后倾；当身体向前倾倒时，腓肠肌、腘绳肌及骶棘肌按顺序依次收缩以阻止身体进一步前倾。髋关节模式是指通过髋关节的屈伸来调整重心和身体平衡，如平衡木比赛。当外力过大而使身体晃动明显增加时，重心超出其稳定极限，人体自动地向作用力方向快速跨出一步，重新建立新的平衡支撑点，重新确定站立支持面，即跨步运动模式。人体被干扰时诱发何种对策取决于站立支持面的种类及干扰强度。在身体重心达到稳定极限时，为了防止跌倒，上肢、头和躯干也参与到维持平衡的运动中而出现各种姿势反应（调整反应和平衡反应）。平衡反应是人体维持特定的姿势和运动的基本条件，是人体为恢复被破坏的平衡而作出的保护反应。

2. 平衡评价方法

平衡反应检查包括卧位、跪位、坐位或站立位四种体位，以及静态和动态评价两种状态。内容包括（脑皮质水平反应）：仰卧位和俯卧位的倾斜反应、膝手位反应、坐位平衡反应、跪位平衡反应、保护性伸展反应、迈步反应。

卒中后平衡障碍的原因分析：关节肌肉功能异常、反应延迟、肌群应答错误、各种感觉信息判断不准确、感觉运动整合不恰当或其他原因，均可导致平衡障碍，因此首先要分析问题出在运动系统异常还是中枢神经系统异常，还是二者兼具。

在检查前，应该首先检查本体感觉和皮肤触、压觉，足底及踝关节为重点检查部位。其次要对运动系统进行评价，运动系统评价包括肌肉关节功能评价、姿势协调模式评价两个方面。肌肉关节功能评价包括肌力、肌张力、关节活动度和稳定性的评价，要注意有无疼痛。肌力检查应当在功能状态下进行，如臀中肌最好在单腿站立并抬高对侧骨盆的姿势下检查，股四头肌则在半蹲姿势下检查。姿势协调模式评价：检查踝关节模式要站在平、宽且硬的支持面上；检查髋关节模式要双脚一前一后站立位，在干扰的同时检查相应肌群的收缩情况及动作反应。

平衡功能的检查评定，常用的有 Fugl - Meyer 平衡功能量表和 Berg 平衡量表，这里主要介绍 Berg 平衡量表（表 1 - 6）和功能性平衡分级（表 1 - 7）。

表 1-6　Berg 平衡量表评定标准（BBS）

项目	评分标准	初期评定 年 月 日	中期评定 年 月 日	末期评定 年 月 日
1. 从坐位站起	4 分：不用手扶能够独立地站起并保持稳定； 3 分：用手扶能够独立地站起； 2 分：几次尝试后自己用手扶着站起； 1 分：需要他人少量扶助才能够站起或保持稳定； 0 分：需要他人中到大量扶助才能够站起或保持稳定			
2. 无支持站立	4 分：能够安全地站立 2 分钟； 3 分：在监视下能够站立 2 分钟； 2 分：在无支持条件下能够站立 30 秒； 1 分：需要若干次尝试后才能无支持站立 30 秒； 0 分：无帮助时不能站立 30 秒			

续表

项目	评分标准	初期评定	中期评定	末期评定
		年 月 日	年 月 日	年 月 日
3. 无靠背坐位，但双脚着地或者放在一个凳子上	4分：能够安全地保持坐位2分钟； 3分：在监视下能够保持坐位2分钟； 2分：能坐30秒； 1分：能坐10秒； 0分：没有靠背支持不能坐10秒			
4. 从站立位坐下	4分：最小量用手帮助能够安全地坐下； 3分：借助双手能控制身体的下降； 2分：用小腿后部顶住椅子来控制身体的下降； 1分：独立地坐，但不能控制身体的下降； 0分：需要他人帮助坐下			
5. 转移	4分：稍用手扶就能够安全地转移； 3分：绝对需要用手扶才能够安全地转移； 2分：需要口头提示或者监视才能够转移； 1分：需要一个人的帮助； 0分：为了安全，需要两个人的帮助或者监视			
6. 无支持闭目站立	4分：能够安全地站立10秒； 3分：在监视下能够站立10秒； 2分：能够站立3秒； 1分：闭目不能达到3秒，但站立稳定； 0分：为了不摔倒，需要两个人的帮助			

项目	评分标准	初期评定	中期评定	末期评定
		年 月 日	年 月 日	年 月 日
7. 双脚并拢且无支持站立	4分：能够独立地双脚并拢并安全地站立1分钟； 3分：能够独立地双脚并拢并在监视下安全地站立1分钟； 2分：能够独立地双脚并拢，但不能保持30秒； 1分：在别人的帮助下能够双脚并拢站立15秒； 0分：在别人的帮助下能够双脚并拢，但不能站立15秒			
8. 站立位时上肢向前伸展并向前移动（上肢向前伸展达水平位，检查者将一把尺子放在肢尖末端，手指不要触及尺子，测量的距离是被检查者身体从垂直位到最大前倾位时手指向前移动的距离，如有可能，要求被检查者伸出双臂，以避免躯干的旋转）	4分：能够向前伸出＞25cm； 3分：能够安全地向前伸出＞12cm； 2分：能够安全地向前伸出＞5cm； 1分：上肢能够向前伸出，但需要监视； 0分：在向前伸展时失去平衡或需要外部支持			

项目	评分标准	初期评定 年 月 日	中期评定 年 月 日	末期评定 年 月 日
9. 站立位时从地面捡起物品	4分：能够轻易且安全地将鞋捡起； 3分：能够将鞋捡起，但需要监视； 2分：伸手向下达2.5cm，且独立地保持平衡，但不能将鞋捡起； 1分：试着做伸手向下捡鞋的动作时需要监视，但仍不能将鞋捡起； 0分：不能试着做伸手向下捡鞋的动作，或需要帮助以避免失去平衡或摔倒			
10. 站立位转身向后看	4分：从左侧或右侧向后看，体重转移良好； 3分：仅能从一侧向后看，另一侧体重转移较差； 2分：仅能转向侧面，但身体的平衡可以维持； 1分：转身时需要监视； 0分：需要帮助以防身体失去平衡或摔倒			
11. 转身360°	4分：在≤4秒的时间内安全地转身360°； 3分：在≤4秒的时间内仅能从一个方向安全地转身360°； 2分：能够安全地转身360°，但动作缓慢； 1分：需要密切监视或口头提示； 0分：转身时需要帮助			
12. 无支持站立时将一只脚放在台阶或凳子上	4分：能够安全且独立地站立，在20秒时间内完成8次； 3分：能够独立地站立，完成8次的时间>20秒； 2分：无需辅助工具，在监视下能够完成4次； 1分：需要少量帮助能够完成>2次； 0分：需要帮助以防止摔倒或完全不能做			

续表

项目	评分标准	初期评定	中期评定	末期评定
		年 月 日	年 月 日	年 月 日
13. 一脚在前无支持站立	4分：能够独立地将双脚一前一后地排列（无间距）并保持30秒； 3分：能够独立地将一只脚放在另一只脚的前方（有间距）并保持30秒； 2分：能够独立地迈一小步并保持30秒； 1分：向前迈步需要帮助，但能够保持15秒； 0分：迈步或站立时失去平衡			
14. 单脚站立	4分：能够独立抬腿并保持时间 >10秒； 3分：能够独立抬腿并保持时间 5~10秒； 2分：能够独立抬腿并保持时间 >3秒； 1分：能够抬腿，但不能保持3秒，可以维持独立站立； 0分：不能抬腿或需要帮助以防摔倒			
总分				
评定者				

备注：

1. 平衡一般分为静态平衡、自我动态平衡和他人动态平衡，维持正常的平衡功能需要良好的肌力、肌张力、视觉、本体感觉、精细触觉（尤其是手和脚）、良好的前庭功能以及神经系统不同水平的整合功能。维持平衡的生理基础是身体的翻正反应和平衡反应，后者包括颈、上肢的防护性伸展和下肢的节段跳跃反应。平衡功能的评定是运动功能评定的重要组成部分，临床上常用的评价量表有 Fugl - Meyer 平衡功能量表和 Berg 平衡量表，前者简便易行，后者信度和效度较高。

2. Berg 平衡量表是由 Katherine Berg 于 1989 年首先报道的，共包括 14 个项目：由坐到站、独立站立、独立坐、由站到坐、床－椅转移、闭眼站立、双足并拢站立、站立位肢前伸、站立位从地上拾物、转身向后看、转身一周、双足交替踏台阶、双足前后站立、单脚站立。每个项目的最低得分为 0 分，最高得分为 4 分，总分 56 分。BBS 量表按得分分为 0~20、21~40、41~56 三组，其对应的平衡能力则分别代表坐轮椅、辅助步行和独立行走 3 种活动状态，总分少于 40 分，预示有跌倒的危险性。

表1-7　功能性平衡分级

分级	功能情况
正常	在无支持情况下能够保持平衡，可完成各个方向的重心转移和抗平衡干扰
良	在无支持情况下能够保持平衡，可完成各个方向的有限转移，可抗中度干扰
可	在无支持情况下能够保持平衡，不能抗干扰，不能向各个方向转移重心
差	需要支持来保持身体平衡
零	需要最大量的帮助保持身体平衡

七、脑卒中后手功能、下肢步行分级以及并发症评定 (表1-8)

表1-8　脑卒中后手功能、下肢步行分级以及并发症评定

项目		初期评定	中期评定	末期评定
		年　月　日	年　月　日	年　月　日
手功能分级				
步行能力分级				
并发症				
评定者				

备注：

1. 手功能分级　五个动作包括：①患手固定纸张，健手使用剪刀；②患手拿钱包，健手使用钱包；③用患手悬空撑伞10秒钟以上；④用患手剪指甲；⑤用患手系纽扣。

废用手：五个动作均不能完成。辅助手C：五个动作能完成1个。辅助手B：五个动作能完成2个。辅助手A：五个动作能完成3个。实用手B：五个动作能完成4个。实用手A：五个动作均能完成。

2. 步行能力分级　0级：病人不能行走或需2人或更多人的帮助。1级：病人需1人持续有力的帮助转移重量和平衡。2级：病人持续或间断需要1人帮助平衡和协助。3级：病人需要1人口头管理或伴行而无身体上接触。4级：病人在平面上可独立步行，但在上台阶、斜面或不平的表面时需要帮助。5级：病人可独立地去任何地方。

3. 常见并发症　肩关节半脱位、肩痛、肩手综合征、压疮、下肢静脉血栓、骨质疏松、体位性低血压、异位骨化、废用综合征、误用综合征等。

八、神经功能缺损评定

神经功能缺损评定量表有：我国脑卒中神经功能缺损量表、美国国立卫生研究院卒中量表（NIHSS）、加拿大神经功能量表（CNS）、斯堪地纳维亚卒中量表（SSS）、欧洲卒中量表（ESS）、脑卒中神经功能统一量表（UNSS）与日本卒中残损评定法（SIAS）。各法均有优缺点。我国缺损量表应用简便，但信度、效度上尚未验证，仅能用于颈内动脉系统。NIHSS 信度和效度均较好，可用于颈内动脉系统和椎 – 基底动脉系统卒中。ESS 是最好的大脑中动脉卒中量表。SIAS 和 UNSS 的信度和效度需进一步研究。这里只介绍 NIHSS（表 1 – 9）。

表 1 – 9　美国国立卫生研究院卒中量表（NIHSS）

检查	评分	初期评定 年 月 日	中期评定 年 月 日	末期评定 年 月 日
意识水平	0 分：清醒，反应敏锐； 1 分：嗜睡，最小刺激能唤醒病人完成指令、回答问题或有反应； 2 分：昏睡或反应迟钝，需要强烈反复刺激或疼痛刺激才能有非固定模式的反应； 3 分：仅有反射活动或自发反应，或完全没反应、软瘫、无反应			
意识水平提问（询问月份、年龄，仅对最初回答评分，检查者不要提示）	0 分：都正确； 1 分：正确回答一个； 2 分：两个都不正确或不能说			
意识水平指令（要求睁眼、闭眼；非瘫痪手握拳、张手）	0 分：都正确； 1 分：正确完成一个； 2 分：都不正确			
凝视	0 分：正常； 1 分：部分凝视麻痹（单眼或双眼凝视异常，但无被动凝视或完全凝视麻痹）； 2 分：被动凝视或完全凝视麻痹（不能被眼头动作克服）			

续表

检查	评分	初期评定 年 月 日	中期评定 年 月 日	末期评定 年 月 日
视野	0分：无视野缺失； 1分：部分偏盲； 2分：完全偏盲； 3分：双侧偏盲（全盲，包括皮质盲）			
面瘫	0分：正常； 1分：最小（鼻唇沟变平，微笑时不对称）； 2分：部分（下面部完全或几乎完全瘫痪，中枢性瘫）； 3分：完全（单侧或双侧瘫痪，上、下面部缺乏运动，周围性瘫）			
上肢运动（上肢伸展，坐位90°，卧位45°，坚持10秒）	0分：上肢于要求位置坚持10秒，不下落； 1分：上肢能抬起，但不能维持10秒； 2分：上肢能对抗一些重力，但不能达到或维持坐位90°或卧位45°，较快下落到床； 3分：不能抗重力，上肢快速下落； 4分：无运动			
下肢运动（下肢卧位抬高30°，要求坚持5秒）	0分：于要求位置坚持5秒，不下落； 1分：在5秒末下落，不撞击床； 2分：5秒内较快下落到床上，但可抗重力； 3分：快速落下，不能抗重力； 4分：无运动			
共济失调	0分：没有共济失调； 1分：一侧肢体有； 2分：两侧肢体均有			
感觉（用针检查）	0分：正常，没有感觉缺失； 1分：轻到中度，患侧针刺感不明显或为钝性或仅有触觉； 2分：严重到完全感觉缺失，无触觉			

续表

检查	评分	初期评定	中期评定	末期评定
		年 月 日	年 月 日	年 月 日
语言（要求病人叫出物品的名称，读出所列的句子）	0 分：正常，无失语； 1 分：轻到中度，流利程度和理解能力有一些缺损，但表达无明显受限； 2 分：严重失语，对于病人破碎的语言表达，听者必须推理、询问、猜测，能交换的信息范围有限，检查者感到交流困难； 3 分：哑或完全失语，不能讲或不能理解			
构音障碍	0 分：正常； 1 分：轻到中度，至少有一些发音不清，虽有困难，但能被理解； 2 分：言语不清，不能被理解			
忽视	0 分：正常； 1 分：视觉、触觉、听觉、空间觉或个人的忽视，对任何一种感觉的刺激双侧同时消失； 2 分：严重的偏身忽视，超过一种形式的偏身忽视，不认识自己的手，只对一侧空间定位			
总分				
评定者				

备注：

1. NIHSS 是目前使用频率最高的量表，一般要求发病当天或者入院 24 小时内完成，评价时要按表评分，快速检查并记录结果，不要更改计分。分数越高表示残损程度越严重，16 分以上的评分，其预后极可能是死亡或严重功能不全，而 6 分以下则预示恢复良好。

2. 医生只给予必要的指点，不要训练病人（如反复要求病人做某种努力），计分所反映的是病人的实际情况，而不是医生认为病人应该是什么情况。

3. 如部分项目未评定，应在表格中详细说明。

九、日常生活能力评定

日常生活能力（ADL）与回归家庭甚至回归社会存在直接关联，日常生活能力自理是卒中后生活质量全面美满的标志，能增加病人的自信与自立感。ADL 评定最常用的量表是改良巴氏指数评定表（MBI），见表 1 – 10。

表 1 – 10　改良巴氏指数评定表（MBI）

项目	评分标准	评定时间			
		年 月 日	年 月 日	年 月 日	年 月 日
大便	0 分：失禁或昏迷； 5 分：偶尔失禁（每周 <1 次）； 10 分：能控制				
小便	0 分：失禁、昏迷或需他人导尿； 5 分：偶尔失禁（每 24 小时 <1 次，每周 <1 次）； 10 分：能控制				
修饰	0 分：需帮助； 5 分：独立洗脸、梳头、刷牙、剃须				
用厕	0 分：依赖别人； 5 分：需部分帮助； 10 分：自理				
进食	0 分：依赖； 5 分：需部分帮助（切面包、抹黄油、夹菜、盛饭）； 10 分：全面自理				
转移	0 分：完全依赖（需 2 人以上帮助或用升降机）； 5 分：需 2 人或 1 个强壮且动作娴熟的人帮助； 10 分：需要少量帮助（1 人）或语言指导； 15 分：自理				
活动（进行）	0 分：不能动； 5 分：在轮椅上独立行动； 10 分：需 1 人帮助步行（体力或语言指导）； 15 分：独自步行（可用辅助器）				

续表

项目	评分标准	评定时间			
		年 月 日	年 月 日	年 月 日	年 月 日
穿衣	0分：依赖； 5分：需给予一半帮助； 10分：自理（系开纽扣、开关拉链、穿脱鞋及乳罩）				
上下楼梯	0分：不能； 5分：需帮助（体力或语言指导）； 10分：自理				
洗澡	0分：依赖； 5分：自理				
总分					
ADL能力缺陷程度					
评定者					

备注：

1. 此表是评价日常生活能力（ADL）的常用量表之一，评分时以患者日常实际表现为评价依据，而不是以患者可能具有的能力为标准。

2. 能力缺陷程度：0~20分为极严重功能缺陷；25~45分为严重功能缺陷；50~70分为中度功能缺陷；75~95分为轻度功能缺陷；大于95分（满分100分）表明能力良好，功能独立，可以回归家庭或社会。其中，60分是一个重要节点，大于60分可以步行，可考虑出院。

3. 一般脑卒中病人急性期入院时，评分一般在30分左右，如规范康复，每周可增加7~8分。

第四节　脑卒中的二级预防

一、概述

脑卒中二级预防，就是指对已经发生了脑卒中的患者采取防治措施，目的是改善症状，降低病死、病残率，同时防止脑卒中复发。脑卒中二级预防的主要措施有两个：一个是控制危险因素，另一个是可靠持续的药物治疗。只有坚持二级预防，才能够针对病因进行治疗，有效降低复发。二级预防提倡"双有效"，即有效药物、有效剂量。不规律服药是脑卒中二级预防的禁忌。脑卒中二级预防应着重注意下列几大方面：

1. 合理使用抗高血压药物

高血压是动脉硬化的第一危险因素，高血压可加快并加重动脉硬化发展的速度和程度，血压越高，发生脑卒中或脑卒中复发的机会越大，有效的降压治疗可预防脑卒中的复发。一般来说，血压应控制在 140/90mmHg 以下，糖尿病患者的血压应控制在 130/80mmHg 以下。

2. 服用抗血小板药物

阿司匹林、氯吡格雷等药物，能够抗血小板凝集和释放，改善前列腺素与血栓素 A_2 的平衡，预防血栓形成，从临床上看，每天常规服用此类药物能够预防脑卒中的复发。

3. 服用调节血脂药物

血脂异常可使血液黏稠，血流缓慢，供应脑的血液量减少；另一方面血脂可损伤血管内皮，沉积在血管壁而形成粥样硬化斑块，直接导致脑血管疾病的发生和发展。已患脑卒中者的低密度脂蛋白胆固醇应控制在 2.07mmol/L 以下。

4. 控制糖尿病

如有糖尿病应予以控制。糖尿病可导致脂质代谢异常，常伴动脉硬化、高血脂并发心脑血管病，而且血内葡萄糖含量增多也会使血黏度和凝固性增高，容易造成脑卒中复发。

5. 戒烟限酒

香烟中含 3000 多种有害物质，烟中的尼古丁吸入人体后，能刺激植物神经，使血管痉挛，血压升高。酒精过量亦可使心跳加快，血压升高，血中胆固醇增加，从而加速动脉硬化。

6. 积极运动

适当的锻炼可增加脂肪消耗，减少体内胆固醇沉积，提高胰岛素的敏感性，对预防肥胖、控制体重、增强循环功能、调整血脂、降低血压、减少血栓均有益处，是防治脑卒中的积极措施。但不宜做剧烈运动，如快跑、登山等。可进行慢跑、散步、柔软体操、打太极拳等有氧运动。

7. 合理饮食，控制体重

食量与体力活动要平衡，保持适宜的体重；吃清淡、少盐、少糖膳食，把食盐量控制在每天 6g 左右。

二、中国缺血性脑卒中和短暂性脑缺血发作二级预防危险因素的药物控制

1. 高血压

（1）对于缺血性脑卒中和 TIA，建议进行抗高血压治疗，以降低脑卒中和其他血管事件复发的风险（Ⅰ级推荐，A 级证据）。在参考高龄、基础血压、平时用药、可耐受性的情况下，降压目标一般应该达到 ≤140/90mmHg，理想应达到 ≤130/80mmHg（Ⅱ级推荐，B 级证据）。

（2）降压治疗可预防脑卒中和 TIA 复发，其益处主要来自于降

压本身（Ⅰ级推荐，A级证据）。建议选择单药或联合用药进行抗高血压治疗（Ⅱ级推荐，B级证据）。具体药物的选择和联合方案应个体化。

2. 糖尿病

（1）糖尿病患者血糖控制的靶目标为 HbAlc < 6.5%，但对于高危2型糖尿病患者，血糖过低可能会带来危害（增加病死率，Ⅰ级推荐，A级证据）。

（2）糖尿病合并高血压患者应严格控制血压在 130/80mmHg 以下。糖尿病合并高血压时，血管紧张素转换酶抑制剂、血管紧张素Ⅱ受体拮抗剂类降压药在降低心脑血管事件发生率方面获益明显（Ⅰ级推荐，A级证据）。在严格控制血糖、血压的基础上联合他汀类药物可以降低脑卒中的风险（Ⅰ级推荐，A级证据）。

3. 脂代谢异常

（1）胆固醇水平升高的缺血性脑卒中和 TIA 患者，应该进行生活方式的干预及药物治疗。建议使用他汀类药物，目标是使 LDL – C 水平降至 2.59mmol/L 以下（Ⅰ级推荐，A级证据）。

（2）伴有多种危险因素（冠心病、糖尿病、未戒断的吸烟、代谢综合征、脑动脉粥样硬化病变但无确切的易损斑块或动脉源性栓塞证据或外周动脉疾病之一者）的缺血性脑卒中和 TIA 患者，如果 LDL – C > 2.07mmol/L，应将 LDL – C 降至 2.07mmol/L 以下或使 LDL – C 下降幅度 > 40%（Ⅰ级推荐，A级证据）。

（3）对于有颅内外大动脉粥样硬化性易损斑块或动脉源性栓塞证据的缺血性脑卒中和 TIA 患者，推荐尽早启动强化他汀类药物治疗，建议目标 LDL – C < 2.07mmol/L 或使 LDL – C 下降幅度 > 40%（Ⅲ级推荐，C级证据）。

（4）长期使用他汀类药物总体上是安全的。他汀类药物治疗前及治疗中，应定期监测肌痛等临床症状及肝酶（谷氨酸和天冬氨酸氨基转移酶）、肌酶（肌酸激酶）的变化，如出现监测指标持续异常并排除其他影响因素，应减量或停药观察（供参考：肝酶 > 3 倍正常上限、肌酶 > 5 倍正常上限时停药观察，Ⅰ级推荐，A 级证据）；老年患者如合并重要脏器功能不全或多种药物联合使用时，应注意合理配伍并监测不良反应（Ⅲ级推荐，C 级证据）。

（5）对于有脑出血病史或脑出血高风险人群，应权衡风险和获益，建议谨慎使用他汀类药物（Ⅱ级推荐，B 级证据）。

4. 大动脉粥样硬化性脑卒中患者的非药物治疗

（1）颈动脉内膜剥脱术：①症状性颈动脉狭窄 70% ~ 99% 的患者，推荐实施 CEA（Ⅰ级推荐，A 级证据）。②症状性颈动脉狭窄 50% ~ 69% 的患者，根据患者的年龄、性别、伴发疾病及首发症状的严重程度等实施 CEA（Ⅰ级推荐，A 级证据），可能最适用于近期（2 周内）出现半球症状、男性、年龄≥75 岁的患者（Ⅲ级推荐，C 级证据）。③建议在最近一次缺血事件发生后 2 周内施行 CEA（Ⅱ级推荐，B 级证据）。④不建议给颈动脉狭窄 < 50% 的患者施行 CEA（Ⅰ级推荐，A 级证据）。⑤建议术后继续抗血小板治疗（Ⅰ级推荐，A 级证据）。

（2）颅内外动脉狭窄行血管内治疗。推荐意见：①对于症状性颈动脉高度狭窄（ > 70%）的患者，无条件做 CEA 时，可考虑行 CAS（Ⅳ级推荐，D 级证据）。如果有 CEA 禁忌证或手术不能到达、CEA 后早期再狭窄、放疗后狭窄，可考虑行 CAS（Ⅱ级推荐，B 级证据）。对于高龄患者行 CAS 要慎重（Ⅱ级推荐，B 级证据）。②症状性颅内动脉狭窄患者行血管内治疗可能有效（Ⅱ级推荐，B 级证据）。③支架植入术前即给予氯吡格雷和阿司匹林联用，持续至术后至少 1 个月，之后单独使用氯吡格雷至少 12 个月（Ⅳ级推荐，D 级证据）。

5. 心源性栓塞的抗栓治疗

（1）心房颤动：①对于心房颤动（包括阵发性）的缺血性脑卒中和 TIA 患者，推荐使用适当剂量的华法林口服抗凝治疗，以预防再发的血栓栓塞事件。华法林的目标剂量是维持 INR 在 2.0～3.0（Ⅰ级推荐，A 级证据）。②对于不能接受抗凝治疗的患者，推荐使用抗血小板治疗（Ⅰ级推荐，A 级证据）。氯吡格雷联合阿司匹林优于单用阿司匹林（Ⅰ级推荐，A 级证据）。

（2）急性心肌梗死和左心室血栓：①急性心肌梗死并发缺血性脑卒中和 TIA 的患者应使用阿司匹林，剂量推荐为 75～325mg/d（Ⅰ级推荐，A 级证据）。②对于发现有左心室血栓的急性心肌梗死并发缺血性脑卒中或 TIA 脑卒中的患者，推荐使用华法林抗凝治疗至少 3 个月，最长为 1 年，控制 INR 水平在 2.0～3.0（Ⅱ级推荐，B 级证据）。

（3）瓣膜性心脏病：①对于有风湿性二尖瓣病变的缺血性脑卒中和 TIA 患者，无论是否合并心房颤动，推荐使用华法林抗凝治疗，目标为控制 INR 在 2.0～3.0（Ⅲ级推荐，C 级证据）。不建议在抗凝的基础上加用抗血小板药物，以避免增加出血性并发症的风险（Ⅲ级推荐，C 级证据）。②对于已规范使用抗凝剂的风湿性二尖瓣病变的缺血性脑卒中和 TIA 患者，仍出现复发性栓塞事件的，建议加用抗血小板治疗（Ⅲ级推荐，C 级证据）。③对于有缺血性脑卒中和 TIA 病史的二尖瓣脱垂患者，可采用抗血小板治疗（Ⅲ级推荐，C 级证据）。④对于有缺血性脑卒中和 TIA 病史并伴有二尖瓣关闭不全、心房颤动和左心房血栓者，建议使用华法林治疗（Ⅲ级推荐，C 级证据）。⑤对于有缺血性脑卒中和 TIA 病史的二尖瓣环钙化患者，可考虑抗血小板治疗或华法林治疗（Ⅳ级推荐，D 级证据）。⑥对于有主动脉瓣病变的缺血性脑卒中和 TIA 患者，推荐进行抗血小板治疗（Ⅲ级推荐，C 级证据）。⑦对于有人工机械瓣膜的缺血性脑卒中和 TIA 患者，采用华法林抗凝治疗，目标 INR 控制在2.5～3.5（Ⅱ级推荐，B级证据）。⑧对于有人工生物瓣膜或风险较低的机械瓣膜的缺血性脑卒中和 TIA 患者，抗凝治疗的目标 INR 控制在 2.0～3.0（Ⅱ级推荐，B级证据）。⑨对于已使用抗凝药物且 INR 达到目标值的患者，如仍出现缺血性脑卒中或 TIA 发作，可加用抗血小板药（Ⅲ级推荐，C级证据）。

（4）心肌病与心力衰竭：①对于有扩张性心肌病的缺血性脑卒中和 TIA 患者，可考虑使用华法林抗凝治疗（控制 INR 在 2.0～3.0）或抗血小板治疗以预防脑卒中复发（Ⅲ级推荐，C级证据）。②对于伴有心力衰竭的缺血性脑卒中和 TIA 患者，可使用抗血小板治疗（Ⅲ级推荐，C级证据）。

6. 非心源性缺血性脑卒中和 TIA 的抗栓治疗

非心源性指由于动脉粥样硬化、小动脉闭塞、其他少见病因或病因不明所导致的缺血性脑卒中和 TIA。

（1）抗血小板药物在非心源性缺血性脑卒中和 TIA 二级预防中的应用。推荐意见：①对于非心源性栓塞性缺血性脑卒中或 TIA 患者，除少数情况需要抗凝治疗外，大多数情况均建议给予抗血小板药物以预防缺血性脑卒中和 TIA 复发（Ⅰ级推荐，A级证据）。②抗血小板药物的选择以单药治疗为主，氯吡格雷（75mg/d）、阿司匹林（50～325mg/d）都可以作为首选药物（Ⅰ级推荐，A级证据）；有证据表明氯吡格雷优于阿司匹林，尤其对于高危患者获益更为显著（Ⅰ级推荐，A级证据）。③不推荐常规应用双重抗血小板药物（Ⅰ级推荐，A级证据）。但对于有急性冠状动脉疾病（例如不稳定型心绞痛、无 Q 波心肌梗死）或近期有支架成形术的患者，推荐联合应用氯吡格雷和阿司匹林（Ⅰ级推荐，A级证据）。

（2）抗凝药物在非心源性缺血性脑卒中和 TIA 二级预防中的应用。推荐意见：①对于非心源性缺血性脑卒中和 TIA 患者，不推荐首选口服抗凝药物预防脑卒中和 TIA 复发（Ⅰ级推荐，A 级证据）。
②非心源性缺血性脑卒中和 TIA 患者，在某些特殊情况下可考虑给
予抗凝治疗，如主动脉弓粥样硬化斑块、基底动脉梭形动脉瘤、颈
动脉夹层、卵圆孔未闭伴深静脉血栓形成或房间隔瘤等（Ⅳ级推
荐，D 级证据）。

7. 其他特殊情况下脑卒中患者的治疗

（1）动脉夹层：①无抗凝禁忌证的动脉夹层患者发生缺血性脑
卒中或者 TIA 后，首先选择静脉肝素，维持活化部分凝血活酶时间
50~70 秒或低分子肝素治疗；随后改为口服华法林抗凝治疗
（INR 2.0~3.0），通常使用 3~6 个月。随访 6 个月，如果仍然存
在动脉夹层，需要更换为抗血小板药物长期治疗（Ⅲ级推荐，C 级
证据）。②存在抗凝禁忌证的患者需要抗血小板治疗 3~6 个月。随
访 6 个月，如果仍然存在动脉夹层，需要长期抗血小板药物治疗
（Ⅲ级推荐，C 级证据）。③药物治疗失败的动脉夹层患者可以考虑
血管内治疗或者外科手术治疗（Ⅲ级推荐，C 级证据）。

（2）卵圆孔未闭：①55 岁以下不明原因的缺血性脑卒中和 TIA
患者应该进行卵圆孔未闭筛查（Ⅲ级推荐，C 级证据）。②不明原
因的缺血性脑卒中和 TIA 合并卵圆孔未闭的患者，使用抗血小板治
疗。如果存在深部静脉血栓形成、房间隔瘤或者存在抗凝治疗的其
他指征，如心房颤动、高凝状态，建议行华法林治疗（目标 INR
2.0~3.0，Ⅲ级推荐，C 级证据）。③不明原因的缺血性脑卒中和
TIA，经过充分治疗，仍发生缺血性脑卒中者，可以选择血管内卵
圆孔未闭封堵术（Ⅲ级推荐，C 级证据）。

（3）高同型半胱氨酸血症：缺血性脑卒中或者 TIA 患者，如果
伴有高同型半胱氨酸血症（空腹血浆水平 ≥16umol/L），每日给予
维生素 B_6、维生素 B_{12} 和叶酸口服，可以降低同型半胱氨酸水平
（Ⅱ级推荐，B 级证据）。

三、预防脑卒中的中医理论及方法

1. 中医关于脑卒中致病原因的认识

中医关于脑卒中致病原因的认识在许多方面与现代医学不谋而合。归纳起来，主要有以下几个方面：

（1）正气不足，络脉空虚，外邪入侵。本病一年四季均可发生，入冬气候骤然变冷，寒邪侵入则影响血脉循行；早春骤然转暖之时正值3月，阴风木主令，内应于肝，风阳暗动，亦可导致发病。当人体抵抗力和耐受力低下，或气候突变并超过人体耐受力时，风寒暑湿之邪就会乘虚侵入经络，造成气血痹阻，经络不畅；或患者素体肥胖痰盛，外邪引动痰湿而流窜经络，引起半身不遂或口眼㖞斜。

（2）烦劳过度，体虚年老，阴阳失调。生活起居无规律，经常熬夜，用脑过度，耗伤气血。纵欲过度伤精，水亏于下，火旺于上，亦是发病之因。

（3）饮食不节，过于肥甘，脾失健运。过食肥甘油腻或饮酒过度均可导致脾失健运，聚湿生痰，痰郁化热，引动肝风，夹痰上扰，阻滞经络而蒙蔽清窍；或肝火炼液成痰，以致肝火痰火横窜经络而发病。

（4）情致不遂，五志过极，心火暴甚。恼怒、忧虑、悲伤、惊恐或思虑过度均可使肝失条达郁逆，气血并走于上，发为中风。临床上以暴怒伤肝为多，因暴怒则顷刻之间肝阳暴亢，气火俱浮，迫血上涌，则其候必发。至于情绪紧张等均为中风的诱因。

虽然脑中风的病因有多种，但是总的来说还是由于火（肝火、心火）、风（肝风、外风）、痰（风痰、湿痰）、气、血等方面引起的，在一定条件下它们可以互相影响、互相作用而突然发病。

2. 古代中医医籍关于脑卒中先兆及其预防的论述

金代《刘完素·六书中风诫》云："挠万物者，莫疾乎风，若干之浅者，留于肌肤，干之深者，达于骨髓，盖祸患之机，藏于细微，非常人之预见，及其至也，虽智者不能善其后，是以圣人之教下，皆谓虚邪贼风，避之有时，故中风者，俱有先兆之证，凡人如觉大拇指及次指麻木不仁，或手足不用，或肌肉蠕动者，三年内必有大风之至，经云'肌肉蠕动，名曰微风'，圣人治未病，不治已病。"

张三锡的《医学准绳·六要》云："病之生也其机甚微，其变甚速，达士知机思患而预防之，庶不至于膏肓，即中风症，必有先兆，中年人但觉大拇指时作麻木，或不仁，或手足少力，或肌肉微掣，三年内必有暴病，急屏除一切膏粱厚味，鹅肉面酒，肥甘生痰动火之物……更远色戒性，清虚静摄，乃得有备无患之妙，肥人更宜加意、慎口、绝欲方是。"

王清任的《医林改错》中已经详细列出了三十四种中风先兆症状："未病以前之形状，有云偶尔一阵头晕者，有头无故发沉者，有耳内一阵风响者，有耳内一阵蝉鸣者，有下眼皮长跳者……皆元气渐亏之症。因不痛不痒，无寒无热，无碍饮食起居，人最易忽视。"

《医学衷中参西录》中说："脑充血证……发现之征兆详列于下：①其脉比弦硬而长，或寸盛尺虚，或大于长脉数倍，而毫无缓和之象。②其头目时常眩晕，或觉脑中昏聩，多健忘，或常觉痛，或耳聋目胀。③胃中时觉有气上冲，阻塞饮食不能下行，或有气起自下焦，上行作呃逆。④心中常觉烦躁不宁，或心中时发热，或睡梦中神魂飘荡。⑤或舌胀、言语不利，或口眼㖞斜，或半身时有麻木不遂，或行动脚踏不稳，时欲眩仆，或自觉头重脚轻，脚底如踏棉絮。右所列之证，偶有一二现，再参以脉象之呈露，即可断为脑充血之先兆也。"

清代《证治汇补》中有详细记载："平人手指麻木，不时眩晕，乃中风先兆，须预防之。"

3. 脑卒中先兆的中医预防

基本原则为：补益肝肾，平肝潜阳，化痰息风，祛瘀通络，或兼以调益气血等。具体方法有以下几种：

（1）日常生活起居。①节饮食：饮食有节，不过饱过饥，不过食肥甘、厚味、浓盐、辛辣等，保证脏腑的运化功能，以减少生痰化火、酿风致瘀而发为中风的病理基础。②慎起居：做到起居有时，自然界春生、夏长、秋收、冬藏，天人相应，人体要根据这个规律来制订起居时间表。从一天而论，上午则为春，中午则为夏，下午则为秋，夜晚则为冬，故对于一天的起居安排，也要注意起居有时，防寒保暖。《素问》曰："虚邪贼风，避之有时。"《灵枢》曰："圣人避邪，如避矢石，良工知禁之，圣哲知避之。"所以，避免风寒，适当早起早休，不要过分熬夜或连续不规律地起居生活，以养脏腑，以调气血。临床研究发现，天气寒冷时，本病的发病率上升，说明起居摄生对于本病的预防是重要的。③远房帏：节制性生活，保护肾精充足，不致肾精亏虚，虚阳亢逆而形成中风，更有利于延年抗衰。因为肾精是人体生命形成和活动的物质基础，也是抗衰延年之本。④防劳逸：加强锻炼，劳逸结合。不要过分辛劳，不要长期加班；不要过分安闲，不要过分恬逸。以免过劳而气血过耗，虚风或虚阳亢逆；以免过闲而气血迟滞，痰瘀内生，阻滞经脉。⑤调情志：调畅情志，保持心情畅达。肝主疏泄，心情不畅则肝气郁结，肝郁则气滞，气滞则气血不畅，脏腑失调，痰瘀内火等易生。因此，肝气畅，心情舒，气血和，病可防。养成良好的心情与宽畅的心境，可以有效地防止中风病的发生。

（2）针灸疗法。①针刺内关穴：每日1次，留针20分钟，30次为1疗程，可以降低胆固醇含量。②灸足三里、绝骨：每次3壮，隔日 1 次，有降血压、降低血液黏稠度的作用。③穴位埋线：根据辨证结果，选取心俞、肝俞、脾俞、胃俞、肾俞等背俞穴，选择 4~6 个穴位埋线，每月 1 次，可以调理脏腑、补益肝肾、预防中风。④耳穴埋豆：取心、肝、交感、降压沟等穴位，每周 1 次，两耳交替进行，有降血压的作用。

第二章 脑卒中偏瘫康复的理论

第一节 脑卒中偏瘫康复的基本理论

一、脑卒中偏瘫康复的神经基础

脑卒中偏瘫康复的神经基础是脑的可塑性和功能重组。中枢神经系统可塑性的概念最早是由 Beehe A 于 1930 年提出的，他认为可塑性是指生命机体适应发生的变化和应付生活中危险的能力，它是生命机体共同具备的现象，并认为这也是中枢神经系统在受到打击后重新组织以保持适当功能的基础。1969 年，Luria、Naydin、Tsvetkova 和 Vinarskaya 重新提出并完善了功能重组的理论，认为损伤后脑的残留部分通过功能上的重组，以新的方式完成已丧失了的功能，并认为在此过程中，特定的康复训练是必需的，因此又将其理论称为再训练理论。其后有适应能力，可在结构和功能上修改自身以适应改变了的客观现实，因而中枢神经系统在损伤后就有了恢复的可能。

20 世纪的后十年是"脑的十年"。由于核磁共振的运用，尤其是核磁功能成像研究，表明通过正确的康复训练，瘫痪侧的活动是伴有大脑两侧半球运动皮质的较大程度的活化，即卒中侧脑的功能网络被健侧的大脑功能招募，也就是损伤后脑的功能发生了重组。

研究还表明脑具有可塑性，主要表现为自发恢复和以后恢复。自发恢复是指随着病灶周围水肿的消退，部分血管自发再沟通，侧支循环开放。以后恢复是指脑具有一定的可塑性（脑有适应能力），可以通过结构和功能上的改变来适应改变了的实际情况。归结而言，脑的可塑性的核心问题是神经突触的可塑性问题，包括神经突触连接在形态和功能上的修饰，即神经突触发芽或敏化引起的突触连接的更新及改变；神经突触数目的增减；神经突触传递效率的变化。脑的功能主要表现为：活动依赖性功能重组，病灶周围组织的代偿，潜伏通路启用，对侧相应部位代偿性功能重组，其他皮层功能替代重组，侧支长芽等。

研究还表明，内、外部因素可以促进脑的功能重组。内部因素主要有良好的认知功能、较好的感觉反馈以及患者强烈的康复愿望；外部因素主要包括功能训练、针灸和环境。在这些理论的指导下，近年来出现了许多新的有效的康复训练方法：运动想象疗法、强制运动疗法、音乐疗法、步行减重训练等。

正确的功能训练是促进脑卒中后功能恢复的主要因素，其对脑损伤功能重组的影响通过以下几个方面完成：正确的功能训练提高了过去相对无效或者新形成的神经突触的效率；大量的学习和训练促进原先不承担某种功能的结构去承担新的不熟悉的任务。

针灸治疗中风已经有几千年的历史，积累了丰富的临床经验。从神经康复实践的角度看，针灸作为一种外周刺激的感觉反馈，与其他康复训练相配合，在促进神经损伤康复方面已显示可靠的疗效。针灸促进神经康复的机制研究表明：针灸刺激同样提高了过去相对无效或者新形成的神经突触的效率，同时也产生了感觉反馈，帮助形成准确的指向，重新学习恢复原有的功能。研究还认为针刺促进中枢神经系统可塑性的变化机制可能涉及：①离子的变化：如细胞外 Ca^{2+} 浓度升高，改善了细胞的应激功能。②促进内源性阿片物质的产生，产生镇痛作用；还能促进备用根的侧支出芽和突触重建。③促进某些神经营养物质含量的增加。④诱导某些核转录因子的表达，进而调节其他因子的转录等。因此，在疾病康复的不同阶段，选择应用针灸的不同刺激方法与康复医学的功能训练相结合，寻求疾病诊治的契合点，对脑卒中偏瘫患者的康复有着很大的意义和价值。

二、脑卒中康复的基本观点

1. 早期康复

（1）早期康复的目的：防止并发症、废用综合征和肢体痉挛产生，为以后全面康复打下基础。

（2）早期康复的主要内容：包括翻身与体位改变，良肢位的摆放与保持，被动活动患侧肢体，坐位训练以及床上动作训练等。

2. 评价与康复相结合

评价是指收集患者的病史和相关信息，进行专业的检查评定，就此制订出合适的康复治疗方案。脑卒中偏瘫的康复开始于评价，结束于评价，通过评价能够发现和确定患者当前存在的障碍特点、障碍水平、潜在的康复能力以及前一段时间康复训练的效果，为制订明确的康复目标和康复治疗计划提供依据。通过临床康复评定可以达到五个目的：确定问题和康复目标，判定疗效，明确预后，比较各种治疗的优劣，进行投资－效益比分析。

3. 卒中后偏瘫本质的认识

（1）基本认识：脑卒中后中枢神经系统受到破坏，大脑对低级中枢的调节失控，原始反射被释放，正常运动的传导受到干扰。偏瘫患者在不同阶段存在弛缓、痉挛、异常运动模式及正常姿势反应和运动控制丧失。

（2）康复过程认识：周围性瘫痪的康复过程是肌肉力量由小到大的过程，脑卒中偏瘫的康复过程是运动模式的质变过程。偏瘫康复的实质是"学习、锻炼、再学习、再锻炼",调动剩余脑组织的功能重组,因此要求病人理解并积极投入才能取得康复成效。脑卒中的特点是"障碍与疾病共存",故康复应与治疗并进,同时进行全面的监护与治疗。

(3) Brunnstrom 的观点:在脑卒中偏瘫的恢复初期,可利用各种反射和运动模式诱发出联带运动,进而促进随意运动恢复。当患者可以随意地进行刻板的、整个肢体的屈肌或伸肌联带运动后,再从这种固定的运动模式中脱离出来,直至恢复正常、随意的分离运动。

Brunnstrom 的观点可以总结为以下几点:①认为联合反应和共同运动是脑卒中后运动功能正常恢复顺序中的一部分,应予利用而不是加以抑制。②在偏瘫的恢复初期,由于中枢神经系统功能障碍,使高级中枢对动作的修正受到影响,原来受到抑制的原始反射重新释放,肢体出现联合反应和协同动作,可以利用这些作用和反射来引起肌肉反应,然后将其与主观努力相结合,产生出一种被加强的半自主运动。因此,在无随意运动时,应充分利用本体感受和体外皮肤刺激诱发协同动作,以及利用联合反应引起患侧的肌肉收缩,当已确立了某种程度的协同动作后,则用各种方法抑制协同成分,使其分离为较单一的动作,最后分别训练。③意识和感觉在恢复中有重要作用。Brunnstrom 认为,偏瘫不仅是运动功能障碍,更重要的是感觉上的障碍,认为运动障碍是由感觉障碍所引起的,所以可称为感觉运动障碍。因此,在功能恢复中必须强调意识集中,充分利用各种感觉和视听觉的反馈以及主动的参与。

(4) Bobath 的观点:Bobath 认为影响脑卒中偏瘫患者恢复的主要因素是:异常的肌张力、姿势控制能力的丧失、运动协调性的异常和功能活动的异常四个方面。所有的脑卒中偏瘫患者都有重新学会比较正常的运动模式以及改善偏瘫侧功能性活动的潜力,而这种潜力应当被作为治疗目的。

Bobath 疗法主张利用反射抑制性运动模式（Reflex Inhibiting Pattern，RIP）来抑制异常的姿势和运动，然后通过控制头、肩胛、骨盆等所谓的关键点引出平衡、翻正、防护等反应，引起运动和巩固 RIP 的疗效。在痉挛等高肌张力状态消失之后，再采用触觉和本体感刺激，以进一步促进运动功能恢复。只要坚持及时正确的训练方法，就可以跳过 Brunnstrom 的某些阶段而直接向正常方向发展。

三、脑卒中康复与神经内科（脑血管疾病）的区别

神经内科针对脑卒中急性期，以疾病为主导，主要目的在挽救生命。脑卒中偏瘫的康复是针对脑卒中导致的后果，以功能障碍为主导，主要目的是改善患者的功能，提高生活能力，帮助脑卒中偏瘫的患者最大程度地独立返回家庭甚至社会（表2-1）。

表2-1　脑卒中康复与神经内科（脑血管疾病）的区别

类别	神经内科	脑卒中康复
治疗对象	病人、疾病	残疾人、功能障碍
治疗时机	脑卒中急性期为主	脑卒中恢复期为主
诊断要点	化验、检查等	功能评价
治疗手段	药物、手术为主	康复训练和传统医学治疗
效果评定	治愈、好转、死亡	显效、有效、无效
工作形式	医生、护士	小组形式
服务范畴	单一的医学范畴	全面
治疗目标	治愈、出院	回归社会

第二节　Brunnstrom 理论

一、概述

瑞典物理治疗师 Signe Brunnstrom，提出了脑损伤后恢复的六个阶段，并利用这个规律创立了一套治疗脑损伤后运动功能障碍的方法。在脑损伤后恢复过程中的任何时期均使用可利用的运动模式来诱发运动的反应，以便让患者能观察到瘫痪肢体仍然可以运动，刺激患者主动参与康复治疗的欲望。当患者可以随意地进行刻板的、整个肢体的屈肌或伸肌联带运动后，再从这种固定的运动模式中脱离出来，直至恢复正常、随意的分离运动。

二、脑卒中偏瘫患者的异常运动模式

1. 联合反应

联合反应是指偏瘫患者健侧上、下肢紧张性随意收缩时，患侧上、下肢也发生肌肉紧张引起的关节活动，属于中枢神经损伤后被重新释放的原始反射。上肢联合反应一般为对称性运动；下肢内收、外展为对称性的，屈曲、伸展为非对称性的。现代大多数学者认为，在迟缓阶段的患者可以考虑利用联合反应，但在诱发随意运动后尽早予以抑制，不得强化。因为渡过软瘫期的偏瘫患者，联合反应会引起偏瘫侧痉挛的普遍加强，导致偏瘫姿势强化，影响分离运动的出现，使患肢处于固定的痉挛体位，恢复各种功能活动则更加困难；同时，痉挛体位影响患肢的平衡反应，使患者难以保持平衡。

2. 共同运动

共同运动又称联带运动，是指当患者活动患侧上肢或下肢的某一个关节时，不能做单关节运动，邻近的关节甚至整个肢体都可以出现一种不可控制的共同活动，并形成特有的活动模式。这是由于脑损伤后对脊髓的抑制减弱和消失所致，也就是说，它是由意志诱发而又不随意志改变的一种固定的运动模式。共同运动都伴有肌张力的异常，如果没有及时正确的训练，盲目强化，最终会导致严重的痉挛甚至畸形，是临床上形成偏瘫姿态的重要原因。

（1）上肢共同运动：①上肢屈肌共同运动表现为腕和手指屈曲，前臂旋后，肘关节屈曲，肩关节后伸、外展、外旋，肩胛骨内收（回缩）、上提。②上肢伸肌共同运动表现为伸腕、屈指，前臂旋前，肘关节伸展，肩关节内收、内旋，肩胛骨前伸。

（2）下肢共同运动：①下肢伸肌共同运动表现为脚趾跖屈，踝跖屈、内翻，膝关节伸展，髋关节伸展内收、内旋。②下肢屈肌共同运动表现为脚趾背屈，踝背屈、外翻，膝关节屈曲，髋关节屈曲、外展、外旋。

3. 姿势反射

姿势反射是指中枢性瘫痪时，由于体位改变而导致的四肢屈肌、伸肌张力按照一定模式出现的一种运动。这种反射由皮层下运动中枢（脑干和脊髓）所控制，正常成人由于大脑皮层的整合作用，相互协调，维持着机体随意运动的协调准确以及身体的平衡。中枢神经损伤后，大脑皮层的抑制、整合作用减弱，这些原始反射再次释放出来。姿势反射多见于偏瘫患者恢复早期，是影响正常运动的主要因素，康复训练要注意抑制这些病理反射，使其逐渐减弱，从而建立随意的、协调的、主动的运动模式。在偏瘫患者康复过程中，随着共同运动的减弱和分离运动的出现，姿势反射逐渐减弱。常见的姿势反射有：

（1）紧张性颈反射：①对称性紧张性颈反射：表现为当颈后伸时，两上肢伸展，两下肢屈曲；颈前屈时，两上肢屈曲，两下肢伸展。对偏瘫患者的影响：患者处于半卧位或者坐在轮椅上时，头和躯干屈曲，患侧下肢伸肌张力升高，上肢屈肌张力升高，痉挛加重，行走时不能形成正常步态。②非对称性紧张性颈反射：是指当身体不动，头部左右转动时，头部转向一侧的伸肌张力增高，肢体容易伸展；另一侧的屈肌张力增高，肢体容易屈曲。对偏瘫患者的影响：患者处于卧位或者坐位，头转向患侧时，患侧下肢伸肌张力升高，伸展痉挛加重；头转向健侧时，患侧上肢屈肌张力升高，屈曲痉挛加重，妨碍人体的正常平衡。

（2）紧张性迷路反射：因头部在空间位置的变化所致。表现为仰卧位时伸肌张力高，四肢容易伸展；俯卧位时屈肌张力高，四肢容易屈曲。对偏瘫患者的影响：仰卧位时间过长，容易出现下肢伸肌共同运动模式，应该尽量减少仰卧位，或者仰卧位时适当垫高腘窝部位。

（3）紧张性腰反射：因躯体上部相对于骨盆的位置关系发生改变所引起。表现为：当上半身向右旋转时，右侧上肢屈肌张力高，下肢伸肌张力高；左侧上肢伸肌张力高，下肢屈肌张力高。当上半身向左旋转时，情况正好相反。对偏瘫患者的影响主要是翻身坐起困难。

（4）阳性支持反射：足底突然着地时，肢体所有屈肌、伸肌同时收缩以维持关节稳定。对偏瘫患者的影响：偏瘫患者行走迈步时，患趾先着地，该反射发挥作用，整个肢体张力增高，下肢僵硬，膝关节不能正常过伸，足跟不能着地；摆动相中，髋、膝关节难以放松、屈曲；支撑相时，由于足趾屈，难以将重心转移到患侧下肢。

三、Brunnstrom 偏瘫功能评定

Brunnstrom 提出著名的偏瘫恢复六阶段的理论（即六期）：弛缓期（阶段Ⅰ）、痉挛期（阶段Ⅱ）、联带运动期（阶段Ⅲ）、部分分离运动期（阶段Ⅳ）、分离运动期（阶段Ⅴ）、运动大致正常期（阶段Ⅵ）。

1. 弛缓期特点

本期患者肢体失去控制能力，随意运动消失；肌张力低下；腱反射减弱或消失。

因此，上肢、手、下肢均无任何运动，故不能维持抗重力体位，导致部分患者出现肩关节半脱位，卧位时骨盆后倾，髋关节呈屈曲、外展、外旋位，膝关节过伸，踝关节跖屈、内翻。

2. 痉挛期特点

本期腱反射亢进；肌张力增高；联合反应、共同运动出现。

（1）上肢：开始出现共同运动或其成分，不一定引起关节运动。

（2）手：无主动手指屈曲。

（3）下肢：最小限度地随意运动，并开始出现共同运动或其成分。

3. 联带运动期特点

本期共同运动随意出现，显示有关节运动，痉挛进一步加重，达到高峰。

（1）上肢：以屈曲模式为主（见共同运动）。

（2）手：能全指屈曲，勾状抓握，但不能伸展，有时可由反射引起伸展。

（3）下肢：以伸展模式为主（见共同运动）。

4. 部分分离运动期特点

本期痉挛开始减弱，出现一些脱离共同运动模式的运动。

（1）上肢：①肩关节伸展，肘关节屈曲，手摸脊柱（距脊柱 <5cm）。②肩关节屈曲时，肘关节伸展（肩屈曲不得 <60°，肩关节内收、外展不得 > ±10°，肘关节屈曲不得 >20°）。③肘关节屈曲，前臂旋前（上臂不得离开躯干，肘关节屈曲在 90°±10°范围之内，旋前 >50°）。

（2）手：能侧方抓握及拇指松开，手指能半随意、小范围地伸展。

（3）下肢：①仰卧位，髋关节外展（外展＞20°，足跟部不得离床，膝关节伸展位，屈曲不得＞20°）。②仰卧位，膝关节伸展，髋关节屈曲（膝关节屈曲不得＞20°，髋关节屈曲＞30°）。③坐位，膝关节伸展（髋关节60°～90°屈曲位，膝关节屈曲＜20°）。

5. 分离运动期特点

本期痉挛减弱，基本脱离共同运动，出现分离运动。

（1）上肢：①肘关节伸展，肩关节外展（肘关节屈曲＜20°，肩关节外展＞60°）。②肘关节伸展，上肢上举（肘关节屈曲＜20°，肩关节屈曲＞130°）。③肘关节伸展，肩关节屈曲，前臂旋前（肘关节屈曲＜20°，肩关节屈曲＞60°，旋前＞50°）。

（2）手：①用手掌抓握，能握住圆柱及球形物，但不熟练。②能随意全指伸开，但范围大小不等。

（3）下肢：①坐位，膝伸展，踝关节屈曲（髋关节屈曲60°～90°，膝关节屈曲＜20°，踝关节背屈＞5°）。②坐位，髋关节内旋（髋关节屈曲60°～90°，膝关节屈曲90°±10°，髋关节内旋＞20°）。③立位，踝关节背屈（髋关节、膝关节屈曲＜20°，踝关节背屈＞5°）。

6. 运动大致正常期特点

（1）上肢：痉挛基本消失，协调运动正常或接近正常。

（2）手：①能进行各种抓握。②全范围的伸指。③可进行单个指活动，但比健侧稍差。

（3）下肢：协调运动大致正常。①立位，髋能外展并超过骨盆上提的范围。②立位，髋可交替地内、外旋，并伴有踝内、外翻。

四、Brunnstrom 治疗技术

1. 治疗原则

（1）根据神经发育顺序有规律地进行，即从反射→随意运动→

功能运动。

（2）在软瘫期没有随意运动时，可以采用各种方法刺激肌张力的增加，缩短软瘫期的时间。

（3）为了克服共同运动模式，应加强主动运动训练。

（4）正确的运动模式要不断强化，并将其融入功能活动训练中。

2. 治疗方法

（1）早期：主要是预防继发性损伤、压疮、肌肉萎缩、关节挛缩、关节疼痛及心、肺、泌尿系统、胃肠道的合并症，为即将开始的主动功能训练做准备。方法有：床上正确姿势的摆放、翻身训练、排痰训练、患肢被动活动训练等。

（2）恢复期：主要是抑制异常的、原始的反射活动，改善运动模式，重建正常的运动模式，加强软弱肌肉的力量。

3. Brunnstrom 不同分期的治疗

（1）Ⅰ～Ⅱ期治疗目的和方法

治疗目的：利用躯干肌的活动，通过对健侧肢体的活动施加阻力，引起患侧肢体的联合反应或共同运动以及姿势反射等，提高患侧肢体的肌张力和肌力，促使肩胛带和骨盆带的功能部分恢复，并注意预防痉挛。

治疗方法：①良肢位摆放。②床上翻身：从仰卧位转向侧卧位时，向患侧比较容易，而向健侧则比较难。可先双手交叉相握，用健手带动患手，使双上肢上举，肩关节屈曲90°，同时健侧下肢屈曲，先使双上肢向健侧摆动，越过中线，再向患侧摆动，并借助健足蹬床的动作，使身体转向患侧。③应用联合反应：患侧上肢无随意运动时可利用联合反应原理，即健侧上肢屈曲抗阻收缩，以引起患侧上、下肢屈肌收缩，上、下肢均屈曲；健侧上肢伸肌抗阻收缩，以引起患侧上、下肢伸肌收缩，上肢和下肢均伸展。仰卧位时，对健侧下肢的内收、外展或内旋、外旋施加阻力，可以引起患侧下肢出现相同的动作；对健侧足背屈施加阻力，可诱发患侧上、下肢的伸展，如使患者脸朝向患侧，通过紧张性颈反射可进一步加强其作用；对健侧足趾屈施加阻力，可诱发患侧上、下肢屈曲，如使患者脸朝向健侧，通过紧张性颈反射，亦可进一步加强其作用。④应用共同运动：常用以下方法引起共同运动，如迅速牵张瘫痪的肌肉并刺激皮肤引起反应，先引起屈肌反应，接着引起伸肌反应，通过被动的屈伸来维持关节的活动范围。可以牵拉上肢近端，同时轻扣上中斜方肌、菱形肌和肱二头肌的肌腹而引起上述肌肉收缩。也可以轻扣三角肌，牵拉前臂肌群以引起上肢伸肌的共同运动。

（2）Ⅲ期治疗目的和方法

治疗目的：学会随意控制屈、伸共同运动，促进伸肘和屈膝，伸腕和踝背伸，诱发手指的抓握，并将屈伸共同运动与功能活动和日常生活活动结合起来。

治疗方法：

1）上肢可从随意控制屈、伸共同运动开始，先训练肩胛骨的上举，使关节尽量在无痛情况下增加活动范围，颈部向患侧侧屈可诱发肩胛骨的活动。如将患臂支撑在桌子上，屈肘、肩关节外展位，要求头向患肩侧屈，对头、肩施加分开阻力，可加强屈颈肌群和斜方肌、肩胛提肌的收缩。也可以在头向患肩侧屈时，对健肩上举施加阻力，通过联合反应提高患肩的主动上举能力。在患肩还不能主动上举时，治疗师可将患臂上举，通过叩击或按摩斜方肌来促进肌肉收缩。

2）在交替进行屈、伸共同运动时，伸肌共同运动常在屈肌共同运动之后出现，因此可将患者健侧上臂外展45°后，让其将臂向中线内收，在健臂内侧近端施加阻力，以诱发患侧胸大肌收缩。

3）多数患者上肢伸肌张力相对较弱，可用以下方法促进上肢的伸展：①利用紧张性迷路反射，在仰卧位促进上肢伸肌群的收缩，如上肢外展位的摆放。②利用不对称性紧张性颈反射，嘱咐患者有意识地向患侧转头，降低屈肌群的张力，增加伸肘肌群的张力。③前臂旋转，旋前促进伸肘，旋后促进屈肘。④利用紧张性腰反射，即躯干转向健侧，健肘屈曲，患肘伸展。⑤轻扣肱三头肌肌腹，在皮肤上刷擦，刺激肌肉收缩。⑥治疗者与患者面对面，双手交叉相握做划船动作，通过联合反应促进伸肘。

4）对抗异常的屈腕、屈指，诱发手指的抓握。可利用近端牵引反应、抓握反射和牵引内收的肩胛肌等，还可以利用伸肌的共同运动模式来保持伸腕。例如，将手臂上举并扣击腕伸肌；或将臂保持在外展90°位置，对手掌近端施加压力；也可轻拍伸腕肌并令其做伸腕的动作，如患者能握拳并能维持时，可轻扣伸腕肌，使握拳与伸腕同步，或者伸腕握拳时伸肘，屈腕放松时屈肘。

（3）Ⅳ期治疗目的和方法

治疗目的：促进上、下肢从共同运动中脱离并向随意运动发展，以及手的功能性活动。

治疗方法：①训练患手放到后腰部。在患侧上肢没有一点主动运动的情况下，治疗师被动移动患手触摸骶部。随着功能的好转，患者通过转动躯干，摆动患侧手臂，用患手背推摩同侧肋腹，并逐渐向后移动，努力将患侧手背伸向身体背后；待功能明显改善后，尝试用患手在患侧取一物体，经后背传递给健手。②训练肩前屈90°。先在患者前中三角肌上轻轻拍打后让其前屈肩，如患者不能完成，治疗师被动活动上肢到前屈90°，并让患者维持住，同时在前中三角肌上拍打；等患者能够维持住时，让患者稍降低患肢后，再慢慢一点一点地前屈，直至达到充分前屈。在接近前屈90°的位置上小幅度继续前屈和大幅度的下降，然后再前屈。③训练屈肘90°时前臂的旋前和旋后。伸肘时先对前臂旋前施加阻力，再逐步屈肘；或屈肘90°时翻转扑克牌，取牌时旋前，翻牌时旋后。④手的伸屈、抓握与放松。治疗者将患者前臂旋后、拇指外展并保持这一位置数分钟；被动屈曲掌指关节和指间关节，以牵拉伸指肌，并在伸指肌的皮肤上给予刺激；利用 Souques 现象，即患侧上肢肩前屈90°以上或者上举过头时手指易于伸开，反复练习，直到诱发出肩前屈小于90°时仍能伸指；在肩关节前屈位时，前臂旋前可促进第4、5指伸展，前臂旋后可促进拇指伸展，当能反射性伸指后，可练习交替握拳和放松。⑤训练足背伸。由于股四头肌抗阻，做等长收缩可使足背伸，让患者仰卧位屈髋、屈膝，治疗者在其大腿远端施加阻力，经过多次练习后，在不施加阻力的情况下，患者可出现足背伸的动作。也可用冰、毛刷在足背外侧部快速摩擦，同样可使足背伸。

（4） V期治疗目的和方法

治疗目的：脱离共同运动，增强手部功能。

治疗方法：①通过上肢抗阻力情况下的外展来抑制胸大肌和肱三头肌的联合反应。②治疗师被动前屈肩关节90°～180°，同时推动肩胛骨的脊柱缘来活动肩胛带。③当肩前屈90°时，让患者抗阻向前推，可以加强前锯肌的作用。④用类似Ⅳ期中旋前和旋后的训练方法，训练在肩前屈30°～90°时伸肘并旋前、旋后。⑤当手能随意张开，拇指和各指能对指时，开始练习手的抓握。⑥让患者坐于靠背椅上，当上半身向前弯，髋关节屈曲呈锐角时，屈膝变得比较容易；相反，当上半身向后仰，髋关节呈钝角时，屈膝比较困难。利用这一原理，可以促进膝关节屈肌分离运动。

（5） Ⅵ期治疗目的与方法

治疗目的：恢复肢体的独立运动。

治疗方法：按照正常的活动方式来完成各种日常生活活动，加强上肢协调性、灵活性、耐力练习和手的精细动作练习，如加强坐、站平衡及起立训练，以及进行步态训练。

第三节　Bobath 理论

一、概述

Bobath 的理论是由英国物理治疗师 Berta Bobath 和她的丈夫 Karel Bobath 医师所共同开创的治疗及理论，主要使用于脑卒中为主的中枢神经系统损伤患者的康复，又称 Bobath 疗法或者 Bobath 技术。该方法被认为是 20 世纪中治疗神经系统疾患，特别是中枢神经系统损伤引起的运动障碍最有效的方法之一。国际 Bobath 指导师协会将其定义为：一种针对因中枢神经损伤致姿势紧张、运动和功能障碍者的评定与治疗为目的的解决问题的方法。

Bobath 夫妇强调，所有的中风病人都有重新学会比较正常的运动模式以及改善偏瘫侧功能性活动的潜力，而这种潜力应当被作为治疗的目的。Bobath 治疗技术既能减少痉挛和协调功能异常的不利影响，又能改善患侧躯干及肢体的控制。

在 Bobath 疗法中，主张利用反射抑制性运动模式（RIP）来抑制异常的姿势和运动，然后通过头、肩胛、骨盆等所谓的关键点（KP），引出平衡、翻正、防护等反应，引起运动和巩固 RIP 的疗效，在痉挛等高肌张力状态消失之后，采用触觉和本体感刺激，以进一步促进运动功能恢复的一种运动疗法。

二、Bobath 疗法的理论基础

1. 促进、抑制的理论：即抑制异常的模式，促进正常反应，包括肌张力正常化，正常的姿势反应。

2. 运动训练开始时肢体应取的位置的理论。

3. 通过外因传入，特别是感觉传入，可以改变大脑皮质中兴奋和抑制的分布的理论。

三、Bobath 疗法的治疗原则

1. 强调患者学习运动的感觉

Bobath 认为，运动的感觉可通过后天的学习、训练而获得，反复学习运动的方式及运动，可促进患者获得正常运动的感觉。治疗师需根据患者的情况及存在的问题，设计训练活动，这些活动不仅诱发有目的性的反应，而且要充分考虑到是否可以为患者提供相同运动重复的机会，只有反复刺激和重复动作，才可促进和巩固动作的学习。用最简单的话描述就是：患者尽量放松，在一种完全不紧张的状态下，治疗师运用正确的模式进行被动运动，患者静静地、认真地体会这种感觉，并适当地进行自主运动，治疗师辅助完成正确模式的运动。刚开始以治疗师为主，随着患者主动运动能力的增加，治疗师在维持患者正确运动模式的前提下逐渐减少力量，以患者自主运动为主，直至完全由患者完成正确运动模式的自主运动。

2. 强调患者学习基本姿势与基本的运动模式

每一种技能活动均是以姿势控制、翻正反应、平衡反应及其他保护性反应、抓握与放松等模式为基础而发生的。依据人体的正常发育过程，抑制异常运动模式，同时通过关键点的控制诱导患者逐步学会正常的运动模式，诱发出高级神经系统反应，使患者克服异常动作和姿势，逐步体验和实现正常的运动感觉和活动。

3. 以运动的发育顺序为基础，分析影响康复的关键因素，针对性地制订训练计划

患者的训练计划必须与患者的发育水平相对应。具体的运动发育顺序一般是从仰卧位→翻身→侧卧位→肘支撑位→坐手膝跪位→双膝跪位→立位，但是在治疗中，一定要分析影响康复的关键因素：是异常的肌张力、姿势控制能力的丧失、运动协调性的异常，还是功能活动的异常？确定影响康复的关键因素，然后再针对性地

制订训练计划。Bobath 技术强调核心控制：即躯干、骨盆的控制训练，这是维持平衡及开始步行的基础。

4. 将患者作为整体进行治疗

Bobath 强调训练时要将患者作为一个整体进行训练。不仅要治疗患者的肢体运动功能障碍，还要鼓励患者积极参与治疗，掌握肢体在进行正常运动时的感觉。

四、治疗方法、基本原理和技术

1. 控制关键点

关键点是指人体的某些特定部位，这些部位对身体其他部位或肢体的肌张力具有重要影响。治疗中，治疗师通过在关键点上的手法操作来抑制异常的姿势反射和肌张力，引出或促进正常的肌张力、姿势反射和平衡反应。对关键点的控制是 Bobath 技术中手法操作的核心，常和反射性抑制综合应用。人体关键点包括中部关键点，如头部、躯干、胸骨中下段；近端关键点，如上肢的肩峰、下肢的髂前上棘；远端关键点，如上肢的拇指、下肢的拇趾。

治疗脑卒中偏瘫时，治疗师通过控制躯干、骨盆和肩胛带等关键点，诱发出患者的正常姿势及其运动。治疗师操作时要节奏缓慢，让患者有时间理解正在进行的运动并考虑应如何作出反应，当感觉患者的躯干运动能力和平衡能力有所提高时，手的位置应向远端移动，使患者提高独立控制躯干和肩胛带的能力，诱发出主动运动。当出现主动运动反应时，治疗师应逐渐减少控制，通过反复实践，最终重获正常的运动模式。

2. Bobath 握手方式

让患者双手掌心相对，十指交叉地握手，患指在掌指关节处伸展，促进伸腕指。患侧拇指在上，目的是防止臂旋前，使拇指有较大的外展。

3. 反射抑制模式

反射抑制模式（RIP）是对抗原有的痉挛引起的异常姿势而进行的一种被动运动。例如，上肢因痉挛引起的内收、内旋、屈肘、前臂旋前、屈腕和指的姿势，RIP 就是通过被动运动，使之变为外展、外旋、伸肘、前臂旋后、伸腕和指的姿势。

（1）抑制痉挛和异常姿势的原理：①兴奋痉挛肌本身的 Golgi 腱器，对痉挛肌产生抑制性的影响：RIP 时往往对痉挛的肌肉施加一种与它本来收缩方向相反的牵张力，如肱二头肌痉挛引起屈肘时，RIP 却使之伸肘，结果肱二头肌在痉挛收缩的基础上又受到进一步的牵拉，致使其肌腱部的 Golgi 腱器兴奋，冲动经 II_b 传入纤维传向脊髓前角 α 细胞，向痉挛肌发出抑制性冲动，使痉挛肌松弛。②通过交互抑制的原理：RIP 帮助痉挛肌的对抗肌收缩，通过交互抑制，使痉挛肌松弛。③通过痉挛让步于运动的原理：痉挛让步于运动的原理，已是一种公认的事实。因痉挛往往使人处于一种静止状态，而运动不仅是动态的，而且需要各种肌肉（包括痉挛肌的对抗）的协调运动、关节的屈伸、肢体的旋转等，在这些运动中，痉挛肌不断地受到对抗，因而受到了抑制。

（2）常用的一些 RIP 方法：①对抗上肢内收、内旋、屈肘、前臂旋前、屈腕和屈指的方法：被动外展、外旋上肢、伸肘、使前臂旋后、伸腕和张开各手指。②对抗下肢内收、内旋、伸膝、踝跖屈的方法：被动伸髋、外展和外旋髋、屈膝、背屈踝。③对抗全身性屈肌痉挛的方法：让患者俯伏于一楔形垫上，胸比腹高，脊柱处于伸展状态，治疗师帮助患者双上肢伸直，外展外旋，高举过头。④对抗全身性伸肌痉挛的方法：让患者采取坐位，膝屈向胸，双手环抱于胫前部，屈颈向膝，康复训练师在侧方一手扶其背，一手扶其膝，使抱成一团的患者做前后的滚动。⑤对抗躯干肌痉挛的 RIP：让患者侧卧，理疗师一手扶患者肩后的上方，一手抵住患者髋前的上方，一手拉肩，一手推髋，使肩和髋向相反方向运动，躯干也随之旋转。

（3）应用 RIP 时的注意事项：①用力不能过度，要和患者的耐力相一致，达到松弛痉挛的目的即可。②RIP 不要同时在各处进行，也不应从痉挛最明显的部位开始。③随着 RIP 的应用，应使患者能自己学会克服其异常的姿势和痉挛。④RIP 不应是静止的，应在几个部位上轮流进行或插入其他促进技术。⑤进行 RIP 时要注意充分运用头、肩胛、骨盆等关键点。

4. 促进技术

主要指对翻正反应、平衡反应和上肢伸展防护反应的促进，对于脑卒中偏瘫的患者，这些反应对恢复坐、站、走基本运动功能来说是最基本的，也是最重要的。

（1）基本原理：①中枢神经对一些反射和反应的控制是分层次的，翻正、平衡反应和伸展防护均属于中脑、皮层控制，尤其是平衡和翻正反应，基本上是由大脑皮层控制的。这些反应在脑损伤后也和随意运动同时减弱或消失，但由于上述反应是在人类进化过程中长期形成的，在大脑皮层上的运动程序编码建立得比随意运动更加牢固，有可能较易恢复。因此，康复训练时要先促进这些反应的出现，然后再将运动由反应性质向随意性质引导，逐步促进随意运动的恢复。②由于痉挛有让步于运动，故上述反应的引出有助于减轻痉挛。

（2）促进的方法

1）翻正反应的促进：翻正反应属于静态反应，是指当身体偏离正常姿势时，人体会自发性地出现恢复正常姿势的动作。根据感受刺激的部位和动作效应出现的部位，翻正反应分为以下四类：①发自颈部，作用于躯干：由于头部与躯干之间的位置变化而使躯干转动。例如，在仰卧位时将头部转向一侧，由于头部受刺激而出现胸、腰、下肢转动。②发自迷路，作用于头部：当躯干位置倾斜时，保持头部直立，面部垂直，眼睛水平位的动作。例如，病人坐在椅子上，被动向左、右倾斜时的头部反应。③发自躯干，作用于颈部：其反应为上半身或下半身扭转时，另一半随之转动成一直线。例如，病人仰卧，将肩胛带或骨盆扭转，带动躯干转动。④发自眼睛，作用于头部：当躯干位置倾斜时，由于来自眼部的刺激，而将头部保持正确的位置。

2）平衡反应的促进：平衡反应属于动态反应，是比翻正反应更高级的维持全身平衡的一种反应。当人体突然受到外界刺激而引起重心位置改变时，四肢和躯干出现下意识的、自发的运动，以恢复重心到原有的稳定状态。Bobath 通过对正常人观察到的平衡反应，鼓励患者主动运用患侧肢体，加强患侧肢体的正常应用以及促进正常运动模式的出现。训练平衡反应时，对卧位平衡差的患者采用逐渐摇高床头的方法，让患者适应。坐位平衡差和立位平衡差时，治疗师从前方、后方、侧方或对角线的方向上突然推、拉患者，使之保持身体平衡，不致摔倒，从而训练患者的平衡能力。

平衡反应的训练，可在床、椅、地面等稳定的基础上进行，也可在跷板上（下方为下凸的半月形，上方为平面）、摇椅、圆塑料筒、大的体操球等活动的基础上进行。一般先在稳定的基础上进行，以后再在活动的基础上进行。训练时要注意以下内容：①要从前面、后面、侧面或对角线的方向上推或拉患者，让其达到或接近失衡点。②要密切监控，以防意外，但不能把患者扶牢，否则患者不能作出反应。③一定要让患者有安全感，否则会因害怕、紧张而诱发出全身痉挛。

3）防护反应的促进：防护反应指当身体突然被推动而失去平衡时，为防止跌伤而出现的反应。常以上肢的防护反应训练为主，训练可用徒手或借助器械训练。

①上肢防护性伸展反应的徒手训练法：a. 前方的防护反应：正

常人在跪立位时，若被人从后方推向前方而失去平衡时，两上肢向前伸出，手掌着地以防跌倒。以右侧偏瘫为例，训练患者时让患者采取手膝位，治疗师在后方把持患者双肩，右手帮助患者提起右肩，使右手掌离开床面，伸展右上肢，放置数秒后，治疗师突然松开右手，患者右手掌落回地面，以防倾倒。开始时速度要慢，以后逐步加快，并要逐步加大手掌与地面的距离。b. 侧方的防护反应：正常人在长坐位且双手放在膝上时，如果被推向一侧而失去平衡，倾跌侧的上肢将会立即伸出，而且手背屈、手指伸开并准备着地，以防跌伤。防护反应训练仍以右侧偏瘫为例，患者取长坐位于训练床，左手掌放膝上。治疗师位于患者的右后方，右手帮患者伸直右肘，左手从患者肩部向右推，使身体逐渐倾倒，此时治疗师松开右手，患者右手即着地，以防止倾倒。然后返回原位，再次进行，每次改变手的着床点。也可以双侧上肢伸展，前臂外展外旋，手掌着床，左右推动以转换重心，左右手相互交替抬离床面及落下支撑。c. 后方的防护反应：正常人在长坐位时，如果身体向后倾斜而失去平衡，双上肢将会立即向后伸出，而且手背屈、手指伸开并准备着地，以防跌伤。训练时患者取长坐位，治疗师位于患者前方，用腿固定下肢，一手抬起患侧上肢，另一手使患者身体向后倾，同时松开患肢。患者努力使双手背屈、手指伸开着床，以防止损伤。

②上肢防护性伸展反应的器械训练法：常用大体操球或塑料滚筒进行，其方法是：患者伏在大体操球上，治疗师向前推患者时，球向前转动，患者头向地接近，双手前伸以作防护。

③防护反应训练的注意事项：训练中随时观察患者的反应，起初训练速度要缓慢，要耐心等待反应的出现，当获得第一个正确反应后，应大量重复以使之牢固地建立。当获得姿势正常和反应速度接近正常的反应后，要逐步使反应迅速和可靠，能够与刺激强度和周围环境相适应。

5. 触觉和本体感的刺激

（1）基本内容：触觉和本体感刺激主要包括轻拍、肢体负重、关节压缩和挺住。

（2）基本原理：轻拍是应用了触、压觉刺激；肢体负重和关节压缩刺激了皮肤、皮下组织和关节的压力和本体感受器；位置确定和挺住，均与位置觉有关。除肢体负重和关节压缩可用于痉挛尚未完全消除外，其余各法均只适用于痉挛已完全消失，留下肌力不足的情况，而且进行中不能过度用力，更不允许诱发痉挛。

（3）基本方法：肢体负重和关节压缩是刺激本体感受器，一方面可增加患者对肢体的控制；另一方面在肢体一侧出现肌肉痉挛时，负重可改善伸屈肌间的平衡，增加肢体的稳定性；同时，骨骼负重可防止骨质疏松等并发症的出现。关节压缩是在因不能负重时采用的一种代替办法，但也可在肢体负重时加强刺激而附加地应用。具体应用有：

1）促进对病侧上肢的控制。患者采取坐位，病侧上肢外旋、伸展、伸肘、前臂旋后、伸腕指，支托在床面上负重。治疗师在患者肩上沿上肢向腕关节方向施加一定的压力，并让患者在负重的情况下轻微地伸屈肘关节。

2）提高站、走时膝关节的稳定性。让患者坐在靠椅上伸患侧下肢，治疗师一手托住足跟部，另一手托住足底，沿患侧下肢的长轴向膝关节方向做关节压缩，如力量不足，可借助身体倾斜的力量以增加压力。在加压的情况下，同时让患膝做5°～10°的小范围伸展。

3）为下肢站立做准备。患者取坐位、屈膝90°，足平放于地板上，治疗师在患者膝上加垂直向下的力，以进行关节压缩。

4）空间定位放置和挺住。让患者在力所能及的情况下，保持某个体位或者姿势，并尽量挺住。这个方法患者可以自己反复练习，对由于肌张力低下引起的肢体控制不良具有明显的效果。①空间定位放置：是让患者按要求将肢体平稳地控制在空间各指定的位置上，初期可能因控制不良而使肢体逐步下落，此时治疗师可在肢体下方向上旋加轻拍，使之返回规定的位置上。②挺住：是肢体位置在空间确定后，患者用力挺在这一位置上，使之维持一段时间，在此期间肢体肌肉实际上是进行一种等长收缩。③轻拍：常用以辅助应用。如患者在走路前后平衡不稳时，治疗师可站在患者侧面，一手靠近其胸前，一手靠近其背后，当患者前倾时，靠近胸的手向后轻拍，向后倾时靠近背的手向前轻拍，这是使患者保持平衡的一种有效方法。

Bobath 主要在治疗前要对患者的姿势、运动进行评价，找出阳性（正常不应出现的反射和反应）体征和阴性（正常应出现而现在消失的反射和反应）体征，对阳性体征在治疗中贯彻用 RIP 等抑制技术，对阴性体征在治疗中贯彻促进的技术。另在治疗中依据不同的情况应用感觉刺激，把运动疗法与作业疗法、言语治疗和护理密切结合。

五、Bobath 技术在偏瘫康复中的运用

Bobath 将偏瘫患者的恢复阶段划分为三个不同的时期：弛缓期、痉挛期和相对恢复期，各期的治疗技术均有所不同。这些阶段的治疗方案主要随着肌张力的出现和减弱而制订，此时不考虑运动功能的其他方面。在偏瘫的弛缓期，应加强高级姿势反应和患者肢体的负重训练来刺激运动功能的恢复。在训练时，不要使用任何阻力，因为过强的阻力将增强肌肉的张力，对于大多数患者，应该以缓解他们的痉挛作为治疗目的。在偏瘫的痉挛期，应尽可能应用反射抑制性抗痉挛模式来缓解肢体的肌张力。而在恢复期，应以促进肢体分离运动作为治疗目的。各期存在的主要问题、训练目标和计划见表 2 - 2。

表 2-2　偏瘫患者的训练和治疗计划

分期	患者主要问题	训练目标	训练计划
弛缓期	患肢失去控制能力，随意运动消失；肌张力低下；腱反射减弱或消失	预防肌肉痉挛的出现；预防关节挛缩畸形出现；预防并发症、继发损伤；加强患侧肢体的控制能力；诱发正常的运动模式	关节活动度维持及被动运动；床上体位转移训练；患侧肢体主动运动；良肢位的摆放及保持
痉挛期	腱反射亢进；肌张力增高，甚至痉挛；出现联合反应、共同运动等异常的运动模式	抑制痉挛；抑制异常的运动模式；促进关节分离运动	关节被动运动；肌肉持续牵拉训练；肢体负重训练；躯干控制训练
恢复期	痉挛渐渐减轻；关节出现分离运动；协调性基本接近正常；平衡性基本接近正常	加强肢体运动的协调性；加强身体的耐力；加强动态平衡的稳定性；加强步态能力	双侧肢体协调性训练；运动协调性训练；提高运动速度训练；精细运动训练；步态训练

第四节　运动再学习理论

一、概述

运动再学习理论（MRP）是由澳大利亚物理治疗师 Carr 和 Shepherd 提出的一种运动疗法，又称运动再学习技术，其理论基础是生物力学、运动生理学、神经心理学。MRP 的基本观点是脑卒中后患者丧失了在发病前已掌握并能熟练运用的日常生活和活动的能力，此方法通过分析与运动功能障碍有关的各种异常表现和缺失成分，有针对性地进行具有实际意义的日常活动的再学习或再训练，并尽可能帮助患者获得接近正常的运动功能。《中国脑卒中康复治疗指南》推荐：有条件的机构可以在脑卒中早期阶段应用运动再学习方案来促进脑卒中后运动功能的恢复（A 级推荐，Ⅰ级证据）。

二、治疗原则

1. 强调患者的主动参与，提高患者完成动作的兴趣，要求患者坚持反复训练。治疗师作为指导者，可以诱导患者参与分析自己存在的功能障碍、问题的关键以及原因，提高患者对自身障碍的认识和明确下一步努力的目标，然后通过针对性反复练习去解决所存在的问题，让患者看到自己的进步。

2. 治疗时，首先要对患者存在的主要问题点（即已经丧失的动作）进行分析，并找出影响这个动作形成的障碍点，然后指导患者按照正常的运动方式去学习，以克服障碍。

3. 制订训练方案时，要与患者日常生活的功能动作有紧密的联系。先让患者完成某一项"工作"，如将患侧下肢移到床边，当患者不能完成时，再考虑让患者练习运动成分。

4. 注重环境的重要性。Carr 等认为，要使患者的运动功能障碍得到最大程度的恢复，就要给他们提供一个适合患者学习的环境，适宜的环境可以刺激脑功能的适应和重组。可以让患者在训练室学习，也可将患者转移到另外一个环境，此环境要模仿真正的生活条件，训练时要有正确的训练顺序。

5. 视觉反馈和语言反馈的重要性。Carr 等认为，通过视觉、听觉和手法指导，使患者清楚地了解自己所做的是否正确、所做的用途等，并不断激发起患者的学习动力，使患者重新学到有效的运动作业能力。在学习早期，口头和视觉指令是主要的，而间断应用触觉指令可以加强视觉指令。

三、运动再学习技术在脑卒中偏瘫患者中的运用

运动再学习技术训练脑卒中偏瘫患者成功与否的关键在于：①利用与活动有关的"任务"，通过练习能够使必须的肌肉进行正确的活动，同时消除不必要的肌肉活动，防止错误动作变成习惯。②及时反馈：让患者了解哪些动作是正确的，哪些动作是不该做的，治疗师通过具体、准确的反馈，鼓励患者坚持正确的动作，同时向患者解释出现错误动作的原因及解决的方法。③训练要与环境紧密结合，注意姿势的维持和重心的调整。

1. 从仰卧到床边坐起训练

当偏瘫患者全身状态稳定、意识障碍和运动障碍不再发展时，应尽早摇高床头，同时加强针对性的训练，让患者逐渐适应从卧位、半卧位到坐起的过程，减少卧床时间。这样可以减少血栓形成、肺部感染等并发症，帮助患者学会用最省力的方式尽早从卧位坐起。最有效的方法是辅助其翻向健侧后坐起。

（1）正常的翻身坐起动作分析（以翻向左侧为例）：头屈曲并转向左侧，右臂屈曲，肩胛骨前伸，右侧髋和膝屈曲立起，脚放在床上并用力蹬床，使身体向左侧翻，这时颈、躯干要侧屈，将身体侧抬，左侧手臂撑床，同时将双腿屈曲并摆到床边，完成翻身坐起动作。

（2）偏瘫患者翻身坐起动作的常见问题：颈和躯干的侧屈动作常由旋转前屈颈部来代偿；患侧下肢屈髋屈膝困难，肩屈曲、肩胛骨前伸困难，常用健侧手将自己拉起进行代偿；用健腿帮助患腿，将双腿移至床边。

（3）翻身坐起练习的主要内容：旋转头部、屈曲颈部的训练，鼓励患者自己抬头、侧屈；肩、前臂屈伸训练，利用健侧帮助患侧完成；屈髋屈膝训练等。

（4）日常生活中的练习：患者在病房中做翻身坐起训练、床上搭桥训练、床上移动训练等。

2. 坐位平衡训练

（1）正常的坐位平衡功能动作的分析：人要保持平衡需要时刻将重心垂直落于支持面内，如果超过稳定极限就会出现倾倒的可能。正常人坐位时身体重心前移、侧移，或进行各种动作时，身体的对线均能保持在身体重心运动范围内，从而完成坐位的平衡。

（2）偏瘫患者坐位平衡的常见问题：支持面扩大，常见的为双腿分开摆放、用手支撑在床上；运动不灵活，如身体僵硬、不敢移动等，导致不能够根据体位的变化来调整重心；移动健侧下肢代替身体重心的移动等。

（3）坐位平衡练习的主要内容：身体重心侧屈、前屈的训练，治疗师或者家属在防护的情况下，推动患者的身体，让其重心前后左右变化；患侧上肢负重的训练。

（4）日常生活中的练习：坐在轮椅上或床上进行身体向前、向后的移动训练；两侧臀部交替抬起、放下训练等。

3. 站起与坐下训练

（1）正常的站起坐下动作分析：站起时，调整双足的位置，身体重心前移，躯干伸直前倾，双肩前移并越过脚尖，髋膝伸展，身体站起；坐下时，躯干前倾，髋膝屈曲，使身体重心后移，坐下。

（2）偏瘫患者站起坐下动作的常见问题：因为肌肉（尤其是下肢）功能减退，不能恰当地用力，感觉障碍导致不能准确感知身体的位置，影响了支撑、转移和平衡能力，导致站起时重心不能充分前移，用过早地伸髋伸膝、上肢前伸来代偿重心的后移，同时主要用健侧下肢负重。坐下时，下肢伸肌的收缩力不足，不能充分地控制身体后移、下降，用躯干和头的屈曲来代替屈髋屈膝。

（3）站起坐下练习的主要内容：正确的坐下方法；增加训练动作的难度，包括从不同高度、不同硬度的床上站起和坐下。

（4）日常生活中的练习：重心前移并扶物站起；轮椅上扶物站起等。

4. 站立平衡训练

（1）正常的站立平衡动作的分析：头处于中立位，双肩水平位，躯干伸展（即抬头挺胸），双腿分开，髋膝伸展。站立平衡主要包括静态立位平衡和动态立位平衡，如身体前后行走、交叉迈步等。

（2）偏瘫患者站立时的常见问题：两脚分开，支撑面过大；运动不灵活；重心转移不充分；行走时，屈髋代替踝背屈；躯干侧屈代替髋外展；患侧下肢的支撑能力低下。

（3）立位平衡练习：站立床训练；髋关节的屈伸训练；膝关节的屈伸训练；身体重心前后移动训练；患侧下肢的负重支撑训练；增加动作复杂性训练等。

（4）日常生活中的练习：患腿负重训练；坐下与站立相结合训练。

5. 行走训练

（1）正常的行走动作的分析：①站立相：足跟着地，脚掌随即着地，躯干位于支撑腿的正上方，站立中期后，支撑侧足跟离地时足趾仍接触地面。②摆动相：足趾离地，大腿迈到身体的正下方，带动小腿向前迈步，准备进入下一个足跟着地期。

（2）偏瘫患者行走动作的常见问题：①站立相：伸髋及踝背屈不充分，无法将重心前移并越过支撑脚；膝关节小范围内的屈伸控制差（股四头肌0°~15°控制障碍）；骨盆过度水平偏移（负重侧髋外展肌群及控制髋、膝伸展的肌群控制能力下降）。②摆动相：足趾离地时踝背屈不充分（膝关节屈曲速度过缓或者腓肠肌的痉挛）；膝关节屈曲范围小（股直肌过度紧张或者腘绳肌无力）；躯干后仰代偿髋关节的屈曲动作、重心不敢侧移（髋关节屈曲肌群力量减弱）等。

（3）行走练习：①站立相训练：站立伸髋训练；站立膝关节小范围的屈伸训练；踏步训练，加强骨盆水平前移动作。②摆动相训练：膝关节的屈曲控制训练；迈步训练；行走训练等。

（4）日常生活中的行走练习：按照治疗师制订的训练计划进行，包括上下楼梯，利用手杖、四足拐、平行杠等进行行走训练。

第五节 减重步行理论

一、概述

步行对正常人来说是一个轻松而自然的活动，对偏瘫患者来说则是提高生活质量的关键环节。偏瘫患者如何尽早恢复步行是患者及家属在康复中首要关注的问题，重新步行也是偏瘫患者最大的愿望和期待。偏瘫后造成步行障碍的原因有很多，如患侧下肢负重能力下降、重心转移能力差、关节稳定性被破坏、平衡功能障碍以及对跌倒的恐惧等，其中，负重、迈步和配合是建立正常步态的三大要素。如何将这三大要素有机结合，是建立正常步态的关键。减重步行训练是利用悬吊装置不同程度地减少下肢负重，配合电动跑步机带动患者下肢进行重复有节律的步行活动，来帮助患者早期步行的一种方法。

二、减重步行训练的理论依据

1. 步行中枢

步行是一种"简单"活动，一般情况下步行不需要大脑皮质参与。人类步行调控中枢存在于大脑皮质、脑干、小脑和脊髓，当中枢受损或者传导通路发生障碍时，就会出现不同类型的步态异常。一些动物在去大脑后仍然可以爬行，提示脊髓存在爬行或"步行"中枢。研究表明脊髓中存在"中枢模式发生器"，它是调控步态的低级中枢。

2. 神经系统可塑论与功能重组

神经系统的可塑性是指神经系统可以通过学习和训练完成因病损而丧失的功能，其机制包括远隔功能抑制消退、发芽、替代、潜在突触的活化等。成年人的脑损伤后，在结构上或功能上有重新组织的能力，以承担失去的功能，即完成功能重组，而这一过程必须通过定向诱导才能逐步实现。减重步行训练正是一种有效的诱导方式，即将步行周期作为一个整体反复练习，以期恢复良好的步行模式。

3. 运动控制的动力系统理论

运动控制的动力系统理论指出，对运动的控制产生于有目的的行为。因此，对运动中枢受损的患者所进行的康复治疗应着重于有实用意义的各项任务，其中包括下肢的主要任务——步行。通过步行训练，可使大脑运动中枢重新学习对下肢运动的控制。

三、脑卒中偏瘫患者步行训练

1. 减重步行训练的作用

减重步行训练的作用：使偏瘫下肢在单独站立期不出现膝的倾倒和（或）髋的过度屈曲；促使形成正常的步行模式；调节平衡，保持对称和协调，帮助控制姿势；防止下肢产生废用；增加心血管的容量和耐力；产生最大节段感觉输入，最佳地易化脊髓和脊髓上的运动网络。从临床观察看，对急性期脑卒中偏瘫患者（发病6周内、平地步行之前）进行减重步行训练，可见摆动期膝关节屈曲增加，没有膝关节过度伸展，可以明显改善步态，避免伸膝装置保护差而引起的膝关节继发性损害。对慢性期脑卒中偏瘫患者进行减重步行训练，可使患者步行对称性改善，髋关节摆动相的伸展能力提高，抗重力肌肉的兴奋性增高。进行减重步行训练，可以满足脑卒中偏瘫患者渴望早日站立及行走的迫切愿望，能够有效地改善患者的抑郁和悲观心理，使其积极主动地参与康复训练，提高疗效。步行可以被认为是不断失去平衡并且再获得平衡的过程，通过减重步行训练，可使患者的身体重心分布趋于对称，提高平衡能力，减少患者对跌倒的恐惧，消除步行中的紧张心理，有利于患者早日独立行走。

2. 减重步行训练的入选条件

病人只要能独立坐于床边，即使动态平衡差也可以进行训练，不一定需要行走、站立能力。《中国脑卒中康复治疗指南》推荐：①此法用于脑卒中3个月后轻到中度步行障碍的病人，作为传统治疗的一个辅助方法（A级推荐，Ⅰ级证据）。②用于脑卒中早期病情稳定，且步行能力轻到中度障碍的病人，作为传统治疗的一个辅助方法（C级推荐，Ⅱ级证据）。

3. 减重步行训练的注意事项

（1）如果并发有严重的心肺疾病、下肢近期深静脉血栓形成、下肢关节挛缩以及因关节本身的病变而不能行走等情况，则不适合减重步行训练，训练过程中要注意患者血压、心率的变化。

（2）减重量要控制适当，减重步行时，减重量以患者减去重量后双下肢正好能够支撑身体为度。

（3）固定减重吊带时要注意保证身体前后、左右平衡，减重时两端向上均匀用力，否则会影响减重的效果。

（4）对于感觉障碍的患者要注意保护皮肤，防止擦伤。

（5）减重步行训练过程中，平板的控制速度要适当，避免突然加速或停止。

第六节　中医针灸理论

一、中医对脑卒中的认识

脑卒中，中医称之为"中风"，是指一种急性非外伤性脑局部血供障碍引起的局灶性神经损害，又称"急性脑血管意外"。中风的主要临床表现为平素头晕、头痛、耳鸣、目眩、面赤，发病时突然昏倒，不省人事，口眼㖞斜，舌强语謇，半身不遂，牙关紧闭，口噤不开，两手握固，大小便闭，肢体强痉，或者目合口张，鼻鼾息微，手撒肢冷，汗多，大小便自遗，肢体软瘫。中风经过救治，神志清醒后多留有后遗症，如半身不遂、言语不利、口眼㖞斜等。本病的病情有轻重缓急之别，轻者仅限于血脉经络，重者常波及有关脏腑，所以临床常将中风分为中经络和中脏腑两大类。中经络者一般无神志改变而病情较轻，中脏腑者常有神志不清而病情较重。

1. 中风的病因病机

中医对中风的认识较早，在《内经》中就有"薄厥"、"偏枯"的论述，《金匮要略》中提出了中风的临床分型，中风的病因以内伤积损为主，即脏腑失调、阴阳偏胜。此后一直到唐宋，中风发病多以内虚邪中立论，唐宋以后多以内风立论。现在大多数学者认为，中风主要是由于正气虚弱，肝风内动，造成心、肝、脾、肾脏腑阴阳失调，再加上五志过极，饮食不节，房劳过度，或外邪侵袭等诱因，致气血运行受阻，肌肤筋脉失于濡养；或者阴亏于下，肝阳暴涨，阳化风动，血随气逆，上冲于脑，蒙蔽清窍致卒然昏仆、半身不遂诸症而发病。本病的病因病机颇为复杂，从临床分析来看，常与以下情况有关：

（1）年龄因素：人体"年四十而阴气自半，起居衰矣"，年老体弱，或久病气血亏损，元气耗伤，脑脉失养。气虚则运血无力，血流不畅，致脑脉瘀滞不通；阴血亏虚则阴不制阳，血随气逆，兼夹痰浊、瘀血而上扰清窍，发为中风。

（2）过于劳累："阳气者，烦劳则张"，烦劳过度，容易使阳气升张，引动风阳，内风旋动，则气火俱浮，或兼夹痰浊、瘀血而上壅清窍。

（3）饮食不节：过食肥甘醇酒，致使脾胃受伤，脾失运化，痰浊内生，郁久化热，痰热互结，壅滞经脉，上蒙清窍。正所谓"湿土生痰，痰生热，热生风也"（《丹溪心法·中风》）。

（4）心态不佳：对周围的事情过于计较，造成五志过极，七情失调，肝失条达，气机郁滞，血行不畅，瘀结脑脉；暴怒伤肝则肝阳暴张，或心火暴盛，风火相煽，血随气逆，上冲犯脑。凡此种种，均易引起气血逆乱，上扰脑窍而发为中风。

另外，部分学者认为，中风病有因外邪侵袭而引发者，如风邪乘虚入中经络，气血痹阻，肌肉筋脉失于濡养；或外因引动痰湿，痹阻经络，而致㖞僻不遂，此即古人所谓的"真中"。近年来，随着物质的极大丰富和生活方式的改变，运动减少，中风患者的年龄明显提前，此类患者多伴有肥胖、高血压等，中医认为是痰瘀互结，内生邪毒。

综观病因，由于患者脏腑功能失调，或气血素虚，加之劳倦内伤、忧思恼怒、饮酒饱食、用力过度，而致瘀血阴滞、痰热内蕴，或阳化风动，血随气逆，导致脑脉痹阻或血溢脑脉之外，引起昏仆不遂，发为中风。其病位在脑，与心、肝、肾、脾密切相关。其病机概而论之有虚（阴虚、气虚）、火（肝火、心火）、风（肝风、外风）、痰（风痰、湿痰）、气（气逆）、血（血瘀）六端，此六端多在一定条件下相互影响，相互作用。病变多为本虚标实，上盛下虚；在本为肝肾阴虚，气血衰少，在标为风火相煽，痰湿壅盛，瘀血凝滞，气血逆乱；而其基本病机为气血逆乱，上犯于脑。

2. 中风的常见证型及中药治疗

（1）风火上扰证：眩晕头痛，面红耳赤，口苦咽干，心烦易怒，尿赤便干，舌质红绛，舌苔黄腻，脉弦数。治以清热平肝，潜阳息风。常用方药：①天麻钩藤饮加减：天麻、钩藤（后下）、生石决明（先煎）、栀子、黄芩、川牛膝、夏枯草等。②羚角钩藤汤加减：羚羊角粉（冲服）、生地、钩藤、菊花、茯苓、白芍、赤芍、竹茹、川牛膝、丹参等。

（2）痰瘀阻络证：头晕目眩，痰多而黏，舌质暗淡，舌苔薄白或白腻，脉弦滑。治以化痰通络。常用方药：①化痰通络方加减：法半夏、生白术、天麻、紫丹参、香附、酒大黄、胆南星等。②半夏白术天麻汤合桃红四物汤加减：半夏、天麻、茯苓、橘红、丹参、当归、桃仁、红花、川芎等。

（3）痰热腑实证：腹胀，便干，便秘，头痛目眩，咯痰或痰多，舌苔暗红，苔黄腻，脉弦滑或偏瘫侧弦滑而大。治以清热化痰通腑。常用方药：①瓜蒌承气汤加减：生大黄（后下）、芒硝（冲服）、胆南星、瓜蒌等。②大承气汤加减：大黄（后下）、芒硝（冲服）、枳实、厚朴等。

（4）阴虚风动证：半身不遂，口舌㖞斜，言语謇涩或不语，感觉减退，眩晕耳鸣，手足心热，咽干口燥，舌质红而体瘦，少苔或无苔，脉弦细数。治以滋阴息风。常用方药：①滋阴通络方：生地黄、山萸肉、钩藤（后下）、天麻、丹参、白芍等。②镇肝息风汤：生龙骨（先煎）、生牡蛎（先煎）、代赭石（先煎）、龟板（先煎）、白芍、玄参、天冬、川牛膝、川楝子、茵陈、麦芽、川芎等。

（5）气虚血瘀证：半身不遂，口舌㖞斜，言语謇涩或不语，面色㿠白，气短无力，口角流涎，自汗出，心悸便溏，手足肿胀，舌质暗淡，舌苔白腻，有齿痕，脉沉细。治以益气活血。常用方药为补阳还五汤加减：生黄芪、全当归、桃仁、红花、地龙、赤芍、川芎等。

二、针刺治疗脑卒中的现代研究

1. 针刺对脑形态学的影响

（1）对脑血流及血液流变学的影响：脑出血后，血肿会对周围组织产生压迫，同时血肿的代谢会对周围组织形成化学刺激，引起脑血管内皮吞饮作用增强，通透性增高，出现脑水肿。针刺可以通过促进脑内血肿的吸收而减轻脑水肿。杜元灏等对急性大脑中动脉局灶性脑缺血大鼠模型采用激光多普勒血流仪，动态检测脑表面缺血区微血管的自律运动振幅和频率、局部脑血流量、速率、单位体积内运动的血细胞数，结果缺血前期（3 小时内）针刺内关、人中能有效解除缺血早期的微血管痉挛，为周边侧支代偿血进入缺血区创造了条件，而血流的恢复使缺血组织获得血氧供给，同时也使微血管本身减轻了缺血损伤，免除"高速无效振荡"及"麻痹乏力运动"现象的产生，使微血管和代偿血流间出现良性循环。史仁化发现，针刺人中和内关及足三里和曲池能明显改善动物结扎脑动脉微循环血流量，且有穴位相对特异性，效果以人中、内关最优。王舒等以醒脑开窍针刺法治疗短暂性脑缺血发作，结果血液流变学各项指标除红细胞沉降率外，其余参数均有不同程度的改善，差异有显著统计学意义。姬广臣等报道，针刺足三里和曲池可显著增加狗脑血流量。动脉硬化是大多数脑血管病的发病基础，而血脂异常是动脉硬化的主要因素，同时还能导致血液流变学异常。研究显示，针刺对血脂具有调节作用，这也是针刺治疗中风的机理之一。金炫研究发现，醒脑开窍针法可改善脑梗死合并高脂血症患者脂代谢紊乱的状态，并能有效降低血清中总胆固醇、甘油三脂的含量。许玉昆对 400 例缺血性脑卒中患者治疗前后的血脂水平观察发现，针刺有明显降低血脂的作用。彭旭明等发现，针刺可以使脑血栓形成患者血脂中的低密度脂蛋白降低，高密度脂蛋白升高。

（2）对神经细胞内部结构的保护：杜元灏等进一步研究发现，

脑缺血区神经元内尼氏体大量减少甚至脱失，经醒脑开窍法针刺后，尼氏体的脱失明显减轻，其功能随时间的延续而逐渐恢复，提示针刺有保护尼氏体的作用，为神经元的功能活动提供了必需的能量物质，以缓解或减轻缺血对神经元造成的损伤。同时还观察到，缺血发生后，脑组织中 ATP 和细胞色素氧化酶大量耗竭，细胞经膜离子转运及呼吸功能障碍，6 小时和 3 小时后虽有一定的恢复，但酶活性仍很低，提示仅靠机体的自身代偿机能是远远不够的。经针刺治疗后，两种酶活性增高，表明针刺可改善缺血脑组织的酶代谢，保护 Na^+、K^+ 的跨膜转运功能和细胞呼吸功能。吕强等通过动物研究发现，针刺可改善缺血性脑损伤大鼠脑组织，可减轻脑缺血区神经元的形态损害，并使神经细胞线粒体肿胀程度明显减轻，使减少的数量回升，即针刺对缺血性脑卒中脑组织神经元线粒体超微结构有明显的改善作用。

2. 针刺对脑的分子生物学影响

（1）蛋白质改变：石学敏等研究显示，针刺可以降低膜蛋白（细胞核蛋白中分子量为 62 KD 的蛋白区带）含量，增加非组蛋白（染色质蛋白中分子量为 24 KD 的蛋白区带）含量，表明针刺水沟、内关穴延缓衰老、改善脑功能的作用机制可能在于其促进具有基因调控活性的脑染色质非组蛋白质的合成，增强对组蛋白阻遏的解除作用，从而增加 DNA 模板活力及转录活性口。罗玳红等观察电针治疗对 AD 大鼠血清 B 淀粉样蛋白及生长因子水平的影响，结果显示电针治疗 AD 模型大鼠能有效降低其血清淀粉样蛋白水平，这可能是电针改善 AD 大鼠学习、记忆能力的分子生物学机制之一。李淑珍等的研究显示，醒脑开窍针刺法及常规针刺均能明显降低 C 反应蛋白的浓度，提示这两种方法均具有良好的抗炎作用，但应用醒脑开窍针刺法时，各项指标的下降幅度均大于常规针刺，两组间 CRP 的差异有显著性意义，提示醒脑开窍针刺法的抗炎作用强于常规针刺法，因此认为醒脑开窍针刺法能更好地预防和控制缺血性脑血管疾病的发病，对减少脑血管疾病的发生及改善脑血管疾病的预后具有重要意义。

（2）自由基改变：电针治疗后，自由基的产生减少，使 SOD 活性增强，MDA 含量降低。田青等通过对脑出血大鼠脑组织 SOD 含量的观察，发现针刺能明显提高脑出血大鼠脑组织 SOD 的水平。针刺能提高 SOD 活性，降低 MDA 和 LPO 含量，从侧面反映醒脑开窍针刺法能起到减轻脑缺血性再灌注所致的自由基损伤的作用。

3. 针刺对脑的神经电生理机制的影响

脑电活动是直接反映大脑功能状态的较好指标，只要神经细胞的功能稍有改变，其电活动随即发生改变。因此，动态脑电活动观察可以很好地评估脑损害的严重程度。牟淑兰等对 TIA 患者针刺前后的脑干诱发电位（BAEP）进行观察，发现 BAEP 潜伏期相对提前，I 波针刺前后差异显著，提示头针对病理状态下的听神经传导起兴奋作用，对周围神经的影响大于对中枢的影响，表明头针的作用机制是对机体异常状态的调整。东贵荣等在观察临床针刺治疗脑出血即刻效应的同时进行了神经电生理的研究，提出针刺可以使由于出血刺激和血肿压迫而致兴奋性受抑制处于休克或休眠状态的脑神经细胞觉醒，兴奋性迅速恢复。孙忠人观察了针刺头穴运动区对运动诱发电位（MEP）的影响，发现头针通过一定的传递方式直接兴奋中枢运动神经系统是治疗脑源性神经系统疾病的主要机制，离中央前回越近的部位越易引出。

4. 针刺对脑的其他影响

针刺还可以维持脑细胞内、外离子的稳态。电针可显著降低脑组织中 Ca^{2+} 含量，有降低 Na^{+} 含量的趋势，可明显改善脑水肿。

三、脑卒中偏瘫的常用针刺方法

1. 传统针刺方法

传统针刺方法以辨证论治为主，主要有按照中经络和中脏腑来辨证论治和按照病情分期辨证论治两种方法。

（1）按照中经络和中脏腑辨证论治

1）中经络

治法：调和气血，疏通经络。

主穴：肩髃、肩髎、曲池、外关、合谷、环跳、阳陵泉、足三里、解溪、昆仑。

按照症状加减：口眼㖞斜加攒竹、颊车、地仓、下关、巨髎、内庭；言语不利加哑门、廉泉、金津、玉液、列缺、通里、照海。

按照辨证加减：肝阳暴亢加太冲；风痰阻络加风池、阳陵泉、丰隆；痰热腹实加上巨虚、照海、内庭；气虚血瘀加气海、阴陵泉、肩井；阴虚风动加太溪、三阴交、内关。

初病实证用泻法；久病虚证用补法，也可用灸法。

2）中脏腑：有闭证和脱证之分。

①闭证

治法：平肝息风，降火豁痰，启闭开窍。

主穴：取督脉、十二井穴为主，辅以手足厥阴、足阳明、足少阴经穴。十二井穴（或者十宣）点刺出血，人中、涌泉强刺激不留针，针刺百会、印堂、丰隆。

依据伴随症状选穴：如神志渐醒，减十二井穴；牙关紧闭加颊车、地仓、下关；鼻鼾重者加内关；失语加通里、哑门。

②脱证

治法：回阳固脱，补益元气。

主穴：气海、关元、神阙。用大艾炷灸气海、关元、神阙，壮数宜多。

依据伴随症状选穴：虚汗不尽加阴郄；酣睡不醒加申脉；小便不通加水道、三阴交、足三里；阳虚浮越可重灸命门、气海俞、肾俞。

（2）按照病情分期辨证论治

1）急性期

①肝阳亢盛、气血上逆型

治法：开窍醒神，化痰息风。

主穴：百会、人中、风池、合谷、内关、丰隆、行间、太冲及十二井穴。

随症选穴：牙关紧闭加颊车、地仓、下关；身热加大椎、曲池；两手握固加后溪。

②肝阳化风、风痰阻络型

治法：息风平肝，化痰通络。

主穴：百会、风池、外关、神庭、曲池、合谷、阳陵泉、丰隆、行间。

随症选穴：身热加大椎；便秘加支沟、足三里。

③肝肾阴虚、肝阳暴亢型

治法：平肝息风，滋阴潜阳。

主穴：太溪、太冲、三阴交、百会、风池、外关、神庭。

随症选穴：半身不遂为主者加曲池、合谷、环跳、阳陵泉；失语加哑门、廉泉、金津、玉液、通里；口眼㖞斜加颊车、地仓、合谷。

④痰浊内蕴、上蕴清窍型

治法：温通开窍，化痰息风。

主穴：百会、人中、合谷、内关、丰隆、太冲、中脘、关元、足三里。百会、中脘可以加灸。

⑤正不胜邪、阴阳离绝型

治法：补益元气，回阳救阴固脱。

主穴：人中、神阙、气海、关元、足三里。重用灸法，回阳固脱。

随症选穴：虚汗不尽加阴郄、后溪；小便失禁加中极、三阴交。

2）恢复期

①气血不足、经脉失养型

治法：益气养血。

主穴：心俞、膈俞、肝俞、肾俞、脾俞、胃俞、中脘、气海、关元、天枢、足三里、外关、合谷。

随症选穴：心悸加内关；夜眠不宁加神门、神庭、本神。

②肝肾阴虚、经脉失养型

治法：息风滋阴。

主穴：百会、风池、肝俞、肾俞、神门、三阴交、太溪、太冲。

随症选穴：阴虚明显加列缺、照海；神志不清加百会、四神聪、本神。

③脾胃虚弱、痰湿阻络型

治法：健脾益胃，祛湿化痰。

主穴：脾俞、胃俞、中脘、气海、列缺、合谷、足三里、阴陵泉、丰隆、三阴交。

随症选穴：嗜睡加印堂；便溏加天枢。

④气滞血瘀、阻于经脉型

治法：理气活血，疏通经络。

主穴：百会、四神聪、风池、中脘、关元、气海、合谷、内关、血海、足三里。

3）后遗症期

中医认为，此期多属脾胃虚弱、肝肾阴虚或者气血不足，兼有余邪未尽之候。

依据证型分别治以健脾益胃，滋补肝肾，益气养血。

主穴：肝俞、肾俞、脾俞、胃俞、中脘、气海、关元、天枢；上肢取肩髎、肩髃、肩贞、曲池、外关、内关、合谷；下肢取环跳、风市、髀关、伏兔、委中、阳陵泉、足三里、丘墟、照海、太冲。

依据不同的后遗症及证型选择穴位，一般宜平补平泻。

2. 头针

头针是在头部特定的刺激区进行针刺，以治疗疾病的一种针刺方法，又称头皮针、颅针。自 20 世纪 70 年代，焦顺发首先提出头针概念并运用于临床以来，已经有多种头针方法用于临床，成为治疗多种疾病特别是脑源性疾病的常用针法。中医理论认为，脑为髓海，元神之府，是脏腑经络功能活动的主宰，与人体内脏腑器官的功能有密切的关系。头为诸阳之会，是经气汇聚的重要部位，也是调节全身气血的重要部位，这是头针治疗疾病的理论依据。近年来，随着现代影像学及神经病学的发展，头针治疗中风偏瘫已经成为针灸的常规手段。2008 年 7 月 1 日，国家标准化管理委员会已经正式发布《针灸技术操作规范第 2 部分：头针》（见附录 2）。

四、名家治疗中风的针刺经验

1. 石学敏治疗中风的针刺经验："醒脑开窍"针刺法

（1）处方

主穴：内关、人中、三阴交。

辅穴：极泉、尺泽、委中。

配穴：吞咽障碍（缺血性延髓麻痹和假性延髓麻痹）加风池、完骨、翳风；语言不利加哑门、廉泉，配合金津、玉液放血；手指握固加合谷透三间；足内翻加丘墟透照海。

（2）操作方法：先刺双内关，直刺 0.5～1.0 寸，采用捻转、提插结合的泻法。刺内关 1 分钟后继刺人中，向鼻中隔方向斜刺 0.3～0.5 寸，用雀啄法至眼球湿润或流泪为度。再刺三阴交，沿胫骨后缘与皮肤成 45°角斜刺，进针 1.0～1.5 寸，采用提插补法，以患侧下肢出现抽动为度。极泉取穴于原极泉穴下 2.0 寸，直刺 1.0～1.5 寸，用提插泻法，以患侧上肢抽动 3 次为度。取尺泽宜屈肘呈 120°，直刺 1.0 寸，用提插泻法，以患侧前臂、手指抽动 3 次为度。委中于仰卧时直腿屈胯取穴，直刺 1.0 寸，用提插泻法，以患侧下肢抽动 3 次为度。风池、翳风、完骨均刺向喉结，进针 2.0～2.5 寸，采用小幅度高频捻转补法，每穴施手法 1 分钟。合谷刺向三间穴，进针 1.0～1.5 寸，采用提插泻法，以患侧食指抽动或五指自然伸展为度。金津、玉液用三棱针点刺放血，出血 1～2ml。每日 2 次，10 天为 1 疗程，持续治疗 3～5 个疗程。

2. 王乐亭治疗中风的针刺经验：中风十三法

（1）面瘫牵正刺法

处方：水沟、承浆、地仓、颊车、颧髎、四白、阳白、大迎、合谷。

功用：祛风牵正，通经活络。

适应证：风中经络，症见半侧面部肌肤麻木不仁、口眼㖞斜、口角流涎、漏水、咀嚼不利、颊塞食物、眼流泪等。新病或轻症者宜用之。一般针患侧，如效缓可先针健侧面部，再针患侧面部（即针双侧）。兼有舌缓不语加风府，舌强不语加哑门，耳后完骨疼痛加风池、翳风。本法一般用治外风中经络，病情轻、病程短者。

（2）面瘫牵正透穴法

处方：阳白透鱼腰、攒竹透丝竹空、四白透承泣、风池透风府、太阳透颧髎、禾髎透巨髎、地仓透颊车、曲池透合谷。

功用：祛风牵正，通经活络。

适应证：本法刺激量大，适用于重症口眼㖞斜，久治不愈呈顽固性者，一侧面部肌肤呈完全瘫痪、肌肉萎缩、麻木不仁。

（3）手足十二针法

处方：曲池、合谷、内关、阳陵泉、足三里、三阴交。

功用：通经活络，调和气血。

适应证：本法依据肘、膝以下五输穴精选而成，为治疗半身不遂（风中经络或中脏腑，昏仆醒后遗留半身瘫痪者）的首选方。头晕目眩甚者加百会、风府；语言謇涩先刺金津、玉液出血，后针手足十二针；肝热上冲致面红目赤，加四神聪放血。

（4）患侧十四针纠偏法

处方：百会、风府、风池、肩井、肩髃、曲池、合谷、列缺、环跳、委中、阳陵泉、悬钟、丘墟、太冲。

功用：通经活络，舒筋利节。

适应证：风阻经络引起的半身不遂、麻木无力、头目眩晕等症状，一般患侧取穴，可配合手足十二针交替使用。兼口眼㖞斜加地仓、颊车、人中。

（5）十二透刺法

处方：风池透风府、肩髃透臂臑、曲池透少海、外关透内关、阳池透大陵、合谷透劳宫、环跳透风市、阳关透曲泉、阳陵泉透阴陵泉、绝骨透三阴交、昆仑透太溪、太冲透涌泉。

功用：通经活络，舒利关节。

适应证：半身不遂久治不愈，症见肩脱、肘挛、腕垂、手握及胯、膝、踝强直和足内翻或外翻，即顽固性半身不遂，偏侧肢体废痿不用而功能恢复较慢者。

（6）开闭醒神法

处方：百会、四神聪、手十二井穴、人中、承浆、风池、风府、合谷、劳宫、太冲、涌泉。

功用：醒神开窍。

适应证：适应于闭证，中风神昏窍闭、卒然眩晕昏倒、不省人事、口噤、面赤、手握、二便闭阻、息粗、痰声曳锯、脉象弦劲滑实者。首先用三棱针刺百会、四神聪、手十二井穴放血，再针刺余下穴位。

（7）回阳固脱法

处方：神阙、气海、关元、百会、内关、足三里、涌泉。

功用：回阳固脱。

适应证：适用于中风脱证，出现神昏仆倒、目合口张、面色苍白、手撒遗尿、大汗淋漓、四肢厥冷、鼾睡痰鸣、脉微欲绝者。若现五绝证（眼闭肝绝、口张脾绝、鼻鼾痰声肺绝、手撒心绝、遗尿肾绝）则不活，若现一二脏绝或可有效。先用灸法，神阙穴隔炒盐、姜片，用大艾炷灸数十壮或百壮，并灸气海、关元二穴各数十壮或百壮，以脉起、肢温为度。再针余下穴位。

（8）督脉十三针法

处方：百会、风府、大椎、陶道、身柱、神道、至阳、筋缩、脊中、悬枢、命门、腰阳关、长强。

功用：补阳益气，填髓健脑。

适应证：半身不遂属阴阳失调、气血两虚者。

（9）五脏俞加膈俞之背俞法

处方：肺俞、心俞、肝俞、脾俞、肾俞、膈俞。

功用：调和气血，调理阴阳。

适应证：中风后遗证半身不遂日久，五脏虚损，气血两亏，阴阳俱虚，症见头昏健忘、失眠心悸、哭笑无常、烦躁痴呆、脊背沉闷、疲乏肢软等虚弱证候。

（10）老十针法

处方：上脘、中脘、下脘、气海、天枢、内关、足三里。

功用：调中健脾，理气和血，升清降浊，调理肠胃。

适应证：半身不遂，因肠胃不和而出现食少纳呆、嗳气吞酸、脘腹胀满、腹胀肠鸣或二便阻隔、呃逆时作、面黄肌瘦。

（11）任脉十二针

处方：承浆、廉泉、天突、紫宫、膻中、鸠尾、上脘、中脘、下脘、气海、关元、中级。

功用：补阴济阳，疏通气机，开胸宣肺，升清降浊，调和肠胃。

适应证：半身不遂，脾胃不和，聚湿生痰，痰涎雍盛而缠绵不愈者。

（12）治六腑俞法

处方：胆俞、胃俞、三焦俞、大肠俞、小肠俞、膀胱俞。

功用：运化水谷，调理六腑。

适应证：中风半身不遂日久不愈，六腑失和，传化功能失调，胃肠功能失调，二便功能障碍，气血脏腑功能衰弱。

（13）刺脏腑募法

处方：中府、膻中、巨阙、期门、章门、天枢、中脘、关元、中极。

功用：调理脏腑，益气和营。

适应证：中风日久，气血不调，脏腑功能日衰，精血不足，气血两亏，脏腑失和。

3. 何天有治疗中风的针刺经验："三位一体"针刺法

"三位一体"针刺法是何天有教授在现代神经解剖、现代康复理论和传统中医针灸理论的指导下，通过长期临床工作的经验总结而成。该疗法主要由头针、夹脊针、体针三部分组成，强调先运用现代康复理论对偏瘫患者进行具体分析以确定分期，明确患者存在的主要问题和障碍，然后采用整体辨证结合局部辨证，依据辨证情况选择不同的穴位及刺激手法。

（1）头针

取穴：以国家头针操作规范为基础，结合 CT、MRI 的病灶定位，选择病灶同侧头皮的垂直投射区（最近距离的投射区）最近的穴位，以此为中心进行围针针刺。

针刺时机：缺血性卒中，发病初期即可针刺；出血性卒中，病情稳定 1 周后开始针刺。软瘫期、痉挛期、恢复期均可针刺。

针刺操作：采用平刺法，针尖方向皆刺向投射区的中心，一般 4～8 针（针数视病灶大小而定）。如病灶在额叶，取额部头皮相应的投射区；病灶在顶叶，取顶部头皮相应的投射区；病灶在颞叶、基底节，取颞部头皮相应的投射区。针刺得气后以 180～200 次/分的频率捻转 1～2 分钟，留针 30 分钟，中间行针 1 次。

（2）夹脊针

取穴：选取支配瘫痪肢体的周围神经出椎体侧隐窝附近的夹脊穴。如患者存在患侧躯干肌肉的瘫痪，则选取胸腰段夹脊穴；如果患者仅仅是肢体肌肉瘫痪，则选取相应的夹脊穴。

针刺时机及操作：①软瘫期：利用联合反应原理，双侧强刺激 1～2 分钟，健侧不留针。患侧留针加用电针，阳极置于神经分支支配的肢体区域穴位，阴极置于对应的夹脊穴，疏波，刺激强度以患侧肌肉轻微抽动即可，时间 30 分钟。②痉挛期：患侧夹脊穴，轻手法，慢刺激，不留针。③恢复期：依据患者的主要症状和辨证分型进行针刺。例如，在局部针刺的同时依据辨证分型，针对脏腑气血的盛衰，在上述选穴的基础上，再加上相应脏腑的背俞穴（肺、心、脾、胃、肝、胆、肾俞）进行针刺。

（3）体针

取穴：依据脑卒中偏瘫患者恢复过程中肌张力和肌力的变化，利用神经发育过程的原始反射、联合反应的出现及减弱，以及牵张反射等原理来选择穴位和决定针刺的手法。

针刺时机及操作：

1）软瘫期：利用联合反应，先针刺健侧，后针刺患侧。常用穴位：极泉、尺泽、内关、委中、三阴交，用提插泻法，待患者健侧有放电感即可出针，不留针。然后于患侧上肢针刺肩髃、肩髎、臂臑、曲池、外关、合谷，平补平泻法，选用2个穴位加用电针，阳极置于远心端穴位，阴极置于近心端穴位，疏波，刺激强度以患侧手腕背伸时轻微抽动即可。下肢针刺环跳（不留针）、殷门（不留针）、阳陵泉、足三里、丘墟、足临泣，选用2个穴位加用电针，阳极置于远心端穴位，阴极置于近心端穴位，疏波，刺激强度以膝关节屈曲时轻微抽动，或者踝关节背屈时轻微抽动即可。留针30分钟。

2）痉挛期：脑卒中后痉挛是影响偏瘫患者肢体恢复的主要因素之一，不正确的刺激（包括不加分析地针刺）往往会加重痉挛。何天有教授利用"痉挛让位于拮抗肌兴奋"的原理，对偏瘫痉挛期患者先检查分析痉挛的肌群及与之对应的拮抗肌，进行局部辨证，按照经络所过部位肌群的缓急来看是"阳缓而阴急"还是"阴缓而阳急"，然后对痉挛肌群（经络）以按摩、缓慢牵拉为主，使痉挛肢体保持抗痉挛体位数分钟，不针刺；拮抗肌群（经络）上的穴位予以轻手法，慢刺激，不留针。具体如下：①上肢以屈肌痉挛模式为主，表现为上臂内收、肘关节屈曲、前臂旋前、腕尺偏、手屈曲。痉挛的主要肌肉为三角肌前部肌束、肱二头肌、腕屈肌和尺侧肌，多位于阴经循行线上；与之拮抗的肌肉为三角肌后部肌束、冈上肌、冈下肌、肱三头肌、腕伸肌和桡侧肌，多位于阳经循行线上，按照经络辨证应为"阳缓而阴急"，故针刺多选阳经穴位：肩髎、臂臑、肩宗、天井、外关、合谷、阳池、中渚，轻手法，慢刺激，平补平泻，不留针；腕、指屈曲，合谷向二间方向平刺。②下肢以伸肌痉挛模式为主，表现为髋关节伸展内收、内旋，膝关节伸展，踝跖屈、内翻，脚趾跖屈。导致髋关节伸展内收、内旋，膝关节伸展痉挛的主要肌肉为股四头肌和股内侧肌群（耻骨肌、长收肌、短收肌、股薄肌等），多位于足阳明胃经的循行线上；与之拮抗的肌肉为大腿肌后群（股二头肌、半腱肌、半膜肌），多位于足太阳膀胱经的循行线上，针刺多选膀胱经穴位：殷门、委中、委阳、合阳、承山、承筋等。踝跖屈、内翻，脚趾跖屈时，痉挛肌群主要为小腿肌后群（比目鱼肌、腓肠肌、跟腱、胫后肌、趾长屈肌与踇长屈肌等），多位于足三阴经的循行线上；与之拮抗的肌肉为小腿肌前群（胫骨前肌、趾长伸肌与踇长屈肌）和小腿肌外侧群（腓骨长肌和腓骨短肌），多位于足少阳胆经和足太阳膀胱经的循行线上，按照经络辨证为"阳缓而阴急"，针刺多选阳经穴位：光明、悬钟、丘墟、昆仑、足临泣。

3）恢复期：依据患者的主要症状和辨证分型进行针刺。

总之，何天有教授在治疗脑卒中后偏瘫时，紧密结合现代康复理论，在整体辨证的基础上，根据局部具体问题，具体分析，灵活选穴和针刺。同时，何天有教授注重针灸并用，提倡灸法，临床常用的灸法有循经灸、穴区灸。

循经灸：是指按照痉挛所在肌群的局部，辨证为阴经还是阳经，针对痉挛部位所在经络进行温和灸，每条经每次灸 5～10 分钟，以经络循行路线局部潮红并有放松感为度，每日 1 次。

穴区灸：是指选取百会穴区、关元穴区和足三里穴区，用艾灸盒灸 10～20 分钟，以局部潮红为度，每日 1 次。艾灸百会穴区可以改善颅内的血液循环，主要用于治疗缺血性脑血管病变；艾灸关元穴区可以补益元气、充养肾阳，常用于卒中后尿失禁；艾灸足三里穴区可以补益各脏腑及气血的虚损，使髓海充养，气血调达，可以用于卒中后各个阶段的治疗。

艾灸的注意事项：多数脑卒中患者伴有感觉减退，可以通过施灸者的手指来感知患者的局部温度，以使随时调节施灸距离，掌握施灸时间，防止烫伤。

4. 靳瑞治疗中风的针刺经验："颞三针"疗法

（1）处方

主穴：颞三针取穴。头颞侧部，耳尖直上，入发际2寸为颞一针，在颞一针水平向前旁开1寸为颞二针，向后旁开1寸为颞三针。

配穴：四神聪、风府、哑门、合谷、太冲。

（2）针刺操作：取病灶侧颞部的颞一针，垂直向下并沿头皮平刺1.5寸。针刺颞一针后，于颞一针水平方向向前1寸处针颞二针，垂直向下并沿头皮平刺1.5寸。向后1寸处针颞三针，垂直向下并沿头皮平刺1.5寸。留针30分钟，每隔10分钟以平补平泻法分别行捻转和提插各1次。每天1次，每周5次，4周为1个疗程。

（3）随症选穴：上肢瘫配曲池、外关、合谷；下肢瘫配足三里、三阴交、悬钟；下肢屈伸不利配膝三针、风市、伏兔；语言不利配舌三针、风府透哑门；口舌㖞斜配地仓透颊车。

5. 中国康复研究中心的刺法

中国康复研究中心北京博爱医院中医康复科治疗脑卒中偏瘫的特点是：强调针刺治疗应当与康复训练密切结合，主要有头部围针、局部取穴辨证施针、分期巨刺、拮抗肌取穴几种方法。

（1）头部围针：如果病灶不大，先根据CT和MRI检查确定病灶中心在哪一层面。之后确定距离病灶中心最近的头皮上的一点，以这一点为圆心划一直径3~4cm的圆，在圆周向圆心方向沿皮刺4~6针，捻转手法，或用电针仪接焦氏头针。如果病灶比较大，则选择距离病灶边缘最近的头皮部位作为圆心即可。

（2）体针局部取穴：在采用体针治疗偏瘫时，患肢局部取穴的方法并无特殊之处，但可在局部取穴的同时配合辨证施针。辨证取穴的方案为：①风中经络者，治以祛风通络。取风门、列缺、大椎、风池等穴。②腑气不通者，治以泻下通腑。取合谷、大肠俞、天枢、内庭、下巨虚等穴。③气虚痰阻者，治以益气豁痰。益气取气海、膻中、脾俞、肺俞、章门、公孙、中脘、足三里等穴，祛痰取丰隆、太渊、脾俞、肺俞等穴。④气虚血瘀者，治以益气活血。益气取气海、膻中等穴（同上），活血取血海、膈俞等穴。⑤气滞经络者，治以行气活络。取膻中、期门、太冲、阳陵泉、中脘、足三里等穴。⑥邪热壅盛者，治以泻热通络。取风池、合谷、曲池、大椎等穴。⑦气血两虚者，治以补益气血。益气取气海等穴（同上），补血取中脘、脾俞、膈俞、血海等穴。⑧肾阴虚者，治以滋补肾阴。取太溪、三阴交、复溜、照海、阴郄等穴。⑨肾阳虚者，治以温补肾阳。取肾俞、命门、气海、关元、三焦俞等穴。⑩肝风夹痰者，治以化痰息风。息肝风取太冲、行间、照海、阳陵泉等穴，化痰取丰隆、肺俞、太渊等穴。⑪肝肾阴亏者，治以滋补肝肾。取曲泉、肾俞、肝俞、命门、复溜等穴。以上诸穴，均按"实者泻之，虚者补之"的原则施补泻手法。

（3）分期巨刺：在患肢尚未出现联合反应时针刺健侧，出现联合反应但无自主运动时针刺双侧，当患肢出现自主运动时针刺患侧。

（4）拮抗肌取穴：此法是针对肌肉痉挛而设的一种针刺方法。如果上肢屈肌痉挛，则取患肢的天井、清冷渊、消泺、臑会、四渎、三阳络、外关、支沟；腕、指屈曲，则取阳池、中渚，每次选2~3穴，交替使用。如果上肢伸肌痉挛，则取曲泽、郄门、间使、内关等。如果下肢伸肌痉挛，则取患肢的殷门、委中、委阳、合阳、承山、承筋，每次取2~3穴；足下垂，则取解溪、冲阳、陷谷、丘墟，每次选1~2穴；足内翻，则取光明、悬钟、丘墟、昆仑，每次取1~2穴。如果下肢屈肌痉挛，则取伏兔、阴市、梁丘、丰隆、上巨虚等。

第七节　其他常用的康复方法

一、强制性运动疗法

强制性运动疗法，又称强制性治疗，是 20 世纪 80 年代开始兴起的一种新的康复治疗方法。该方法通过在生活环境中限制脑损伤患者使用健侧上肢，强制性反复使用患侧上肢，达到强制使用和强化训练患肢的目的。该疗法的理论基础来自于行为心理学和神经科学的研究成果——"习得性废用"的形成及其矫正过程。

卒中后上肢功能的恢复一般较下肢差，传统观点认为，上肢功能恢复的最佳时间应该是发病 11 周内，超过 11 周，上肢功能几乎不能再恢复。强制性运动疗法的出现挑战了这种观点，大量临床研究证明，在卒中后运动功能恢复的平台期（一般 6～12 个月）实施强制性治疗，仍能显著提高卒中患者上肢的运动功能。

强制性治疗基本的入选标准是：患侧腕伸展达到 20°，每个手指伸展达到 10°，没有感觉和认知的缺损。治疗方法是：每天训练 6 小时，每周训练 5 天，同时使用手套和吊带限制健侧上肢的使用，连续两周进行强化训练。

治疗方案：①限制健肢的使用。②集中、重复、强化训练患肢。③训练内容就是日常生活中必须的动作。其中，集中、强化训练患肢是主要的治疗因素。使用休息位手夹板或塞有填充料的手套限制健手的使用，同时使用吊带限制健侧上肢的活动。强制用手夹板或手套应在患者 90% 的清醒时间使用，仅在洗浴、上厕所、睡觉及可能影响平衡和安全的活动时才解除强制。强制用手夹板或手套一般用易开启的尼龙搭扣固定，以便让患者本人在紧急情况下（如摔倒后）能自行解除，对患者的安全问题给予特别的关注。每天强化训练患肢 6 小时，每周 5 天，连续两周。

二、运动想象疗法

运动想象疗法是指活动在内心反复地模拟、排练而不伴有明显的肢体运动，即在暗示语的指导下，在头脑中反复想象某种运动的动作或者运动环境，根据运动记忆在大脑中激活某一活动的特定区域，从而达到提高运动功能的目的。

正常肢体运动总是在脑内先有运动意念，然后才有兴奋冲动传出，进而支配所属肌肉做出各种动作，完成肢体的随意运动。脑卒中偏瘫后，这一传导通路被完全或者部分破坏，即使肌肉、骨骼关节正常，也不能完成随意运动。康复治疗的作用之一是重建从大脑至肌群的正常运动模式，运动想象疗法则通过反复练习，有效地强化这一正常运动传导通路，较之被动运动肢体更加符合由脑到肢体的正常兴奋传导模式，从而更有效地促进正常反射运动弧的形成。fMR 显示运动想象疗法与实际运动所激活的脑部区域类似，它是对大脑的一种内部刺激，促进了脑损伤后的功能重组。早期应用运动想象可以增强感觉信息的输入，促进潜伏通路和休眠突触的活化，加速缺血半暗带的再灌注及脑血流的改善，降低神经功能的损害程度，配合其他治疗，可提高康复治疗的效果，降低脑卒中的致残程度。

强制性治疗基本的入选标准：首先，患者应具备一定的想象能力，对进行的任务要比较熟悉，患者对某项活动的体验越深，"运动想象"疗法的效果越好；其次，工作记忆要完整，是否有完整的工作记忆对治疗效果有重要的影响；第三，患者的动力和依从性特别重要。动力大、焦虑少的患者依从性高，能够坚持训练，"运动想象"的疗效更好，因为通过治疗可增加患者的动力、自信和依从性，所以动力小而焦虑明显的患者应鼓励其加入，不应该将其排除。

训练方法：首先，治疗师要明确训练的任务，即运用肢体的哪一部分"活动"，做出什么样的动作，完成什么样的任务，让患者掌握正确的运动模式。然后，患者仰卧于病床，在安静状态下闭眼，全身放松，按照提示进行"运动想象"，如"想象自己用患手去抓桌上的杯子"——看到前面的杯子，抬肩关节，伸直肘关节，伸开手，握住凉爽的杯子，屈肘关节，将杯中的水放到嘴前面。诸如此类的日常生活动作要反复练习。每次 5～10 分钟，每天反复多次。

运动想象无需特殊的设备，患者和家属经过培训，可自行在家进行训练。当条件并不适宜时，可采用轻音乐来舒缓患者的情绪，集中患者的注意力，激发运动想象。如果有条件也可用电脑模拟环境，让患者想象其参与其中，用患手做各种动作，如打网球、乒乓球等。中医的意念康复与运动想象有许多相似之处，可将中医理论与运动想象治疗有机地结合，形成具有中国特色的想象疗法。

三、音乐疗法

音乐疗法是近年来发展起来的一种新的治疗方法。它以心理治疗的理论和方法为基础，通过精心选择、专门设计的音乐内容，让患者通过体验音乐，消除心理障碍，恢复心理及生理健康。通过实践证明，音乐疗法能够促进患者认知、语言、交流、情绪及运动功能的恢复，已经成为一种新的康复方法。

音乐疗法在脑卒中康复中已经广泛运用，但是其作用机制仍然不是十分清楚，目前主要有以下几种观点：①神经内分泌学说：即通过影响内分泌功能，促进下丘脑、垂体等部位分泌一些有利于健康的激素、酶等活性物质，调节血流量，兴奋神经细胞，改善不良情绪，维护正常的生理和心理平衡。②心理学说：音乐具有心理宣泄作用，对脑卒中后抑郁、焦虑等情绪障碍具有明显的治疗作用。③主动音乐疗法通过重复练习、听觉反馈以及听觉运动整合，除提高情绪、改善认知和记忆力等作用外，还可以改善患肢的运动功能及协调性和灵活性。

常用的方法有：被动音乐疗法和主动音乐疗法。①被动音乐疗法，是指播放事先选好的音乐，治疗师给予适当的引导，让患者产生想象，自由联想，在不知不觉中排遣不良情绪，重新认识自我和世界。②主动音乐疗法，是指治疗师根据患者的音乐基础选择适合的乐器或者简单的打击乐，让患手进行训练。曲目的选择从最简单的开始，每天训练1~2小时，同一曲目演奏熟练后再换新的曲目，一般3个月为1疗程。

脑卒中后偏瘫是限制患者参与日常生活和回归社会的主要因素。临床实践证明，音乐疗法可以改善运动与肌肉的控制，如按照节拍活动患侧上肢可以改善关节的活动范围和控制能力，按照节拍步行可以调整步行的节奏；按照节律、曲调进行歌唱可以改善口周及咽喉部的肌肉运动及控制，提高患者的吞咽能力，降低误吸、误咽的风险，同时提高语言交流能力。

四、神经干细胞移植

神经干细胞从定义上讲，是指存在于神经系统中能够增值分化成神经元、星形胶质细胞和少突胶质细胞的特定原始神经细胞。它具有两个基本属性：一是具有高度的自我更新能力，能够重复进行有丝分裂，产生大量的子代细胞；二是在一定条件下可以分化成神经细胞和神经胶质细胞。大量临床研究表明，脑卒中以神经元坏死或凋亡最为突出。神经干细胞是当前神经修复领域的研究前沿，从理论上讲，它能促进神经元的再生和脑组织的修复，使脑卒中患者的康复成为可能。目前，应用神经干细胞移植已成为治疗脑卒中后神经损伤的理想选择和最有潜力的治疗策略。

神经干细胞的修复机制：神经干细胞不仅可以替换损伤或退变的细胞，而且还可以重塑相应的细胞间框架，特别是细胞外基质缺乏引起的细胞间结构异常。这将有助于受损部位神经系统在功能上的全面恢复。神经干细胞具有多向分化的潜能，在因缺氧、缺血坏死后，可以被激活并向受损区迁移、充填、替代受损的神经细胞，移植位点的微环境可诱导神经干细胞向不同表型分化。

神经干细胞存在的问题：目前治疗脑卒中的神经干细胞主要来源于胚胎和胎儿干细胞，此类细胞的来源有限，而且也受到法律和伦理学的质疑。神经干细胞分化成复杂人体组织的机制尚未完全清楚，即是否能够按照损伤缺损来生长，是否形成有效的突触，是否能够适应神经化学递质等，这些问题还有待解决。另外，它们具有潜在的恶性转化能力，如畸胎瘤等，其安全性和毒性反应等均未解决。

总之，目前神经干细胞移植治疗脑卒中仍处于探索阶段，临床效果较差，缺乏循证医学支持，建议慎重选择。

第三章　脑卒中偏瘫的康复训练

第一节　偏瘫康复训练概述

一、偏瘫的康复评定

1. 基本概念

偏瘫康复评定是对患者功能状况和潜在能力的判断，也是对患者各方面情况的资料收集、量化，分析并与正常标准进行比较的过程，是制订康复训练计划的前提和基础，是评价康复效果的基本手段。偏瘫患者的康复始于评定，终止于评定。

2. 康复评定流程

评定方法：入院时主管医师和患者及家属交谈、观察、检测并填表，确定初期康复评定会的时间、参加的人员。康复评定会由康复组组长主持，主管医师汇报病历，大家共同询问、检查、测量病人并阅片；康复组各专业成员根据各自对患者检查评估的情况，结合自己的专业，提出存在的问题及针对性的训练方法，康复组组长总结并制订康复治疗计划，提出注意事项和影响康复的因素，预测预后。

评定流程：病人→接诊→临床观察及检查→初期评定（入院）→制订康复计划→治疗→中期评定（1个月左右）→进一步治

疗→末期评定（3个月左右）→出院安排。

3. 各期评定的内容

初期评定：应在病人入院7天内完成。由康复组成员集中研讨以下内容：主要疾病诊断（定位、定性、症状），主要功能障碍（认知、感觉、运动、平衡及并发症等），活动受限的范围和程度（主要是穿衣、洗漱、移乘、进食、入厕、洗澡等ADL问题），社会参与能力受限的程度等问题，并完善问题小结，作为制订康复计划和目标的依据；确定近期目标、远期目标；制订康复治疗计划和提出注意事项，预测预后及判断康复的影响因素，尽早对患者实施康复治疗。初期评定在整个康复治疗过程中起到重要的作用。

中期评定：在初期评定后1个月内完成。其内容包括：按初期评定所设定的目标判断是否完成，如未完成应寻找原因，并找出解决问题的方法；根据目前的功能状况，制订下一步康复治疗计划或寻找处理问题的办法。确定下一步的近期目标、远期目标。

末期评定：应在病人出院前1周进行，其内容包括：康复治疗经过的总结，康复目标实施的程度，功能和能力提高的程度，各种康复治疗的有效程度；经验和教训，出院后的建议以及出院后的康复指导等。

4. 康复评定的注意事项

正确地选择评定方法；评定前向患者说明目的及方法，以消除他们的不安；评定时间要尽量短，动作迅速，不引起患者的疲劳；对患者的评定要由一人从始至终地进行，以保证评定的准确性；当患者提出疼痛、疲劳时，要变换体位、休息或改日再进行；检查与测定一般要三次，然后求出平均值；健侧与患侧要进行对照，如果是双侧病变要同时进行评价，并标明左、右侧。

二、脑卒中偏瘫的康复训练

1. 目的

防止并发症，减少后遗症，促进患者功能康复，充分发挥残余功能，以争取生活自理，重返社会。

2. 不同时期的难点及康复方法

脑卒中偏瘫的恢复过程，按照肌肉张力的变化，一般分为软瘫期、痉挛期和相对恢复期；按照患者能力的提高情况，分为卧床期、离床期和步行期。各期的主要难点和患者的需求不同，因此采取的康复重点措施也不同。

（1）软瘫期：肌力减退、肌张力降低、腱反射消失是软瘫期的主要特点。如果肢体长期处于软瘫状态，不及时进行康复干预，肌纤维会逐渐萎缩而被结缔组织取代，损失运动功能，同时出现各种并发症。因此，软瘫期治疗的重点是尽快提高患肢的肌力及肌张力，预防废用综合征。针刺和康复训练并非简单地叠加，而应该按序进行，相互配合，临床上一般应该在针刺结束后再进行康复训练，因为针刺能够激发经络之气，使患肢的兴奋性提高，有利于进一步提高功能训练的效果。难点则是如何在运用各种方法提高肌力和肌张力的同时避免肌张力的异常增高，如针刺的时机、手法、刺激量的掌握、各种康复训练方法的选择、组合及训练量的把握等。

（2）痉挛期：此期的特点是腱反射亢进，肌张力增高，甚至痉挛；多数患者会出现联合反应、共同运动等异常的运动模式。此期治疗的重点是抑制痉挛，抑制异常的运动模式，促进关节分离运动。治疗的难点则是要打破上、下肢痉挛模式，恢复肌肉协调和避免误用综合征。

（3）相对恢复期：此期的特点是肌痉挛轻微甚至完全消失，能进行脱离协同模式的自由运动，甚至能进行协调的单个关节运动。此期许多患者及家属往往对康复治疗已经麻木，因此，治疗的重点和难点是坚持正确的康复训练，如果放弃或减少功能锻炼，已有的功能则极易退化。

卧床期、离床期和步行期是按患者能力提高的角度划分，各期康复的重点和难点按照肌张力的变化，同于软瘫期、痉挛期、相对恢复期。这里只介绍各期的主要训练方法：①卧床期（急性期、早期）：体位交换，保持良好的体位，进行被动运动、起坐训练、床上运动训练和开始 ADL 训练。②离床期：进行认知功能训练、起坐训练、坐位训练、平衡训练、言语训练、ADL 训练和开始作业疗法（OT）训练。③步行期：步行训练（平行杠内，跨步、二点步行与拐杖步行训练等）；上下阶梯、跨栏等实际步行训练，以至最后的独立步行训练。言语、认知、ADL 与 OT 训练要继续进行。

3. 不同康复方法的选择与组合

脑卒中偏瘫的康复过程是很漫长的，那么，选择什么样的康复方法，这些康复方法如何合理安排，才能组成有效的训练方案，取得最佳的康复效果呢？以患者的实际需求为中心，综合考虑患者的病情、病程，依据当前的功能状况，分析患者将来独立返回家庭或者社会还缺少什么能力，从众多的治疗方法中选择出最佳的方案。一般应该遵循以下几个原则：

（1）尊重患者的实际需求，坚持"按需治疗"。每一位脑卒中患者的个人情况不同，疾病损害的程度不同，将来恢复的顺序不同，达到的功能状况和能力也不相同。不同的脑卒中患者，康复的愿望与需求也有所差别。因此，康复治疗应该以患者在功能康复上、生活质量上的需求为中心，决定优先治疗和重点改善的功能项目，直接改善或提高其在生活自理或职业活动、社会生活等方面的能力，而不应该按一般常规、千篇一律地安排患者的治疗，缺乏特殊性、针对性以及实效性。如脑卒中偏瘫患者最迫切的愿望是直立行走，因此制订康复方案时要从核心控制入手，按照卧位平衡→坐位平衡→立位平衡→下肢负重→步态控制的顺序和需求来制订康复方案，同时兼顾其余问题的康复。

（2）注重评定的客观准确，坚持"循证治疗"。随着康复医学的发展，康复理论不断更新，同一组功能缺损的评价方法和训练方法也不尽相同。长期以来，康复医生判断康复疗效的方式多采用一些中间指标作为评价参数，如症状减轻和各种功能改善的程度、实验室相关指标和特殊仪器检查结果的变化等。对某一种或几种康复疗法是否有效的评价标准往往取决于被康复对象的自身感受，而这种主观感觉的差异经常受心理状态、地域时间甚至季节的影响。随着循证医学在康复中的应用，上述以疾病为中心的康复疗效、预后评价方法已暴露出了明显的缺陷。循证医学的结论给广大的康复工作者带来了前所未有的临床经验、思维和工作方法再认识的机会，将孤立的以疾病为中心的观念转变为以患者为中心。"循证治疗"在康复医学中是指康复治疗和训练的方案、方法和所用手段的取舍，应遵循科学的原则，以经过缜密研究取得的实证为依据。目前《中国脑卒中康复治疗指南》（见附录1）已经由中国康复研究中心张通教授执笔完成。作为康复训练"循证治疗"的参考依据，康复训练医师结合患者的情况、个人的临床实践经验，选择最佳的评价方法和康复方案。

（3）强调方法的协同增效，避免"相互拮抗"。康复治疗的方法是多种多样的。在应用的过程中并不是简单地将各种康复方法进行叠加，而是应该发挥其协同作用，避免"相互拮抗"，以提高疗效。因此，一定要注意康复方法的选择和进行合理的训练顺序。①产生相互拮抗作用的方法不能同时综合应用。例如，某一患者肱二头肌痉挛，在肱二头肌上，运动治疗师进行抗痉挛的训练，若在同一部位进行低频电刺激或者针刺，将会使先前的治疗作用减弱，甚至会加重患者的痉挛。训练中必须依据患者的体力和意愿，制订合适的运动量与训练节奏，避免因综合治疗而致患者过度疲劳，疗效反而会降低。②注意训练顺序和时间。人体有不同的生物钟，利用生物节律，选择不同的时机，合理安排治疗项目，可以达到"事半功倍"的治疗效果。例如，提高肌力的兴奋性训练，上午治疗效果较好；生物反馈放松训练等镇静治疗，下午或晚上治疗比上午治疗效果好。③要掌握循序渐进的原则。功能训练的方法既要注意量的渐进，也要注意方法的渐进。④正确掌握运动量与训练节奏。在训练中，必须严格掌握运动量与训练节奏，避免因综合治疗而给患者造成过大的负荷或疲劳，延缓患者康复的进程，甚至出现致命的危险。

三、偏瘫训练需要注意的几个问题

1. 康复训练要在生命体征平稳时进行

对于脑卒中患者来讲，康复训练必须在患者生命体征平稳的情况下进行，同时必须坚持做好二级预防。

2. 康复开始的时间应尽早

一般在病情平稳后 48 小时到 1 周之内开始训练，康复效果最好的时机是发病后 3 个月内。

3. 强调康复的主动性

随意运动是偏瘫康复的唯一目的，应尽快用主动性训练取代被动性训练，同时注意坚持正确的运动方式。用最简单的语言描述脑卒中偏瘫康复训练的过程，应该是患者在放松状态下治疗师运用正确的运动模式进行运动。患者体会、记住这种感觉，利用尚存的功能，自己加一点主动运动，治疗师辅助患者按照正确的运动模式完成动作。随着患者对运动控制能力的改善和主动运动的增加，逐渐减少辅助量，最终达到没有辅助的主动运动。

偏瘫患者病情稳定后，约80%的人可以完成端坐的动作，表明患者躯干肌不瘫或只有轻瘫。此时通过床上的躯干肌训练（双桥、夹腿、摆髋、翻身、起坐等），在 2～4 周内达到可以基本完全随意控制躯干肌。然后，抓住步行的三个要素：持重、平衡和"模式"，在坐位、立位下，使患腿持重由 25%→50%→75%→100%；使平衡能力由坐位Ⅰ、Ⅱ、Ⅲ级逐步提高到立位Ⅰ、Ⅱ、Ⅲ级；使下肢三关节逐步达到后伸髋下的屈膝和踝背屈。如能全面完成这三个目标，就基本可以保证患者以接近正常的步态独立步行了，此时步行的随意运动控制问题就基本解决了。最后，再解决灵活、技巧、协调、高级平衡、精细、快速等更高级的问题。

要恢复上运动神经元调控的随意运动，显然必须控制下运动神经元支配的联合反应、共同运动、异常的姿势反射、痉挛、交互抑制障碍等，其中特别是必须控制痉挛。痉挛的二级预防和早期痉挛的及时处理是恢复随意运动控制的关键点之一。研究主动性随意运动的恢复和研究痉挛的控制是一个问题的两个方面。

4. 训练要循序渐进

依据患者肢体恢复的程度决定治疗方案。循序渐进既要注意量的渐进，也要注意方法的渐进。例如，在肢体功能未达到步行的基本要求时，不能强行训练，甚至拖着患者行走；其他如过早站立、过早持物等均易诱发联合反应，加重痉挛而影响康复疗效。

5. 注意并坚持良肢位的摆放

Brunnstrom 的六级论在脑卒中偏瘫康复中的运用比较广泛，实践证明，偏瘫康复并不是完全按照这一顺序发展，只要坚持正确的训练方案和良肢位的摆放，就可以越过某些阶段而直接到达下一阶段。如预防"废用"和"误用"就比发生"废用"和"误用"后再进行"康复治疗"效果要好得多，预防痉挛就比发生痉挛后再治疗痉挛要简单得多和有效得多。其中，坚持良肢位的摆放是最简单、最有效的方法之一。

四、脑卒中康复的有利因素和不利因素

下列因素对患者的康复有利：年龄因素，一般年轻患者恢复较快；轻偏瘫或运动性偏瘫；无感觉障碍；反射迅速恢复、随意运动有些恢复；能够控制小便；无言语困难或者失认症；认知功能完好或者损害甚少；无明显复发性疾病；无抑郁、焦虑；家庭支持良好。

下列因素对患者的康复不利：年龄较大，有全身性基础疾病，尤其是心脏病；以前发生过脑卒中，本次发病曾长时间昏迷或者植物状态，持续瘫痪1个月以上；严重的感觉障碍；长时间二便失禁；完全性失语；两侧偏瘫；小脑性失调；眼震、复视、注视麻痹、假性球麻痹；存在严重的认知障碍，半侧空间失认、身体失认、病态失认等合并症；有明显的抑郁或者焦虑；缺乏家庭支持。

第二节　良肢位摆放和关节被动活动训练

脑卒中偏瘫后，患侧肢体往往肌张力低下，在重力作用下容易造成关节的半脱位和肌肉的被动牵拉，导致迟缓期过后容易出现异常的肌张力增高和分布。同时，由于肌张力低下，运动功能丧失，尤其是处于昏迷状态或者完全丧失运动功能的重度偏瘫患者，往往因长时间的肢体不活动，导致关节挛缩；同时血管舒缩功能障碍，易导致下肢静脉血栓的形成。因此，在迟缓期良肢位摆放和关节被动活动十分重要。良肢位与功能位不同，它是从治疗的角度出发而设计的一种临时性体位，主要作用是保护肩关节，防止半脱位，防止骨盆后倾和髋关节外展，预防坠积性肺炎和褥疮的发生，缓解肌肉痉挛，早期诱发分离运动。迟缓期就开始进行被动关节活动度维持训练，可使患者体会正常的运动感觉，促使运动功能改善，预防血栓形成。

一、良肢位摆放的方法

1. 仰卧位

头部放在枕头上，面部朝向患侧，枕头高度要适当，胸椎不得出现屈曲。患侧肩关节外展，下方垫一个扇形充气垫（也可垫一个毛巾被），使肩胛骨向前突，肘关节伸展，前臂旋后，腕关节背伸，手指伸展。患侧臀部垫一个枕头，使患侧骨盆向前突出，防止髋关节屈曲、外旋，大腿及小腿中部各放一楔形充气垫，防止髋关节外展、外旋，膝关节下方垫起固定，防止膝反张。

2. 患侧在下方的侧卧位

患侧肩胛带向前伸，肩关节屈曲，肘关节伸展，前臂旋后，腕关节背伸，手指伸展。患侧下肢伸展，膝关节轻度屈曲。健侧下肢髋关节、膝关节屈曲，下面垫一充气垫或者枕头，使其不要压迫患侧下肢。背部放一枕头，躯干靠于其上，用脊柱着力，不要压迫患侧肩胛骨，放松体位。

3. 患侧在上方的侧卧位

患侧上肢向前方伸出，肩关节屈曲 90°，下面用充气支具支持（也可垫一个毛巾被），健侧上肢可自由摆放。患侧下肢髋、膝关节屈曲，置于下肢充气支具上。健侧下肢髋关节伸展，膝关节轻度屈曲，背后挤放一枕头，使躯干呈放松状态。

4. 注意事项

良肢位是从治疗的角度出发而设计的一种临时性体位，为了防止关节挛缩而影响功能，必须定时变换体位。

（1）仰卧位会因受到紧张性颈反射和紧张性迷路反射的影响而出现姿势异常。另外，骶部、足跟外侧、外踝等处容易出现压疮。因此，要尽量减少仰卧的时间。

（2）患侧在下方的侧卧位时，头及颈椎上部屈曲，下颚内收。患侧上肢向前方伸出，肩关节屈曲要小于 90°。肩胛骨内侧缘和胸廓的平面与床接触，防止肩关节因受压而产生疼痛。

（3）患侧在上方的侧卧位时，患侧上肢尽量前伸。踝关节处于中立位，防止跖屈、内翻。手放在充气垫上，维持拇指外展、四指伸展位。

二、关节被动活动的常用方法

1. 髋关节

（1）治疗者一手将健侧下肢充分屈曲，以固定骨盆，另一手下压患侧膝关节，使髋关节充分伸展。

（2）治疗者一手固定健侧下肢，以维持伸展位，另一手保持患侧膝关节伸展，同时用肩部上抗动作完成髋关节屈曲，使股二头肌得到牵拉。

（3）下肢屈曲位，治疗者用手托起小腿近端，另一手扶持足跟并向外侧摆动，完成髋关节内旋。

（4）患侧下肢固定，治疗者用手托起足跟及膝关节下方，做髋关节外展运动。

注意事项：运动要充分，防止粗暴手法，骨盆不得出现代偿动作；当关节出现疼痛或周围软组织出现红、肿、热、痛等异常现象时，要进一步检查，预防异位骨化的发生。

2. 踝关节及足趾

（1）治疗者一手固定患足关节上方，另一手握住患者的足跟，向前下方牵拉跟骨，同时用前臂抵住足底前外侧缘，通过治疗者身体重心的前移，向下方施加压力，使踝关节背屈。

（2）被动运动足趾时，治疗者左手固定前脚掌，右手活动跖趾关节和趾趾关节。

注意事项：被动运动踝关节时，不可握住前脚掌用力，以免造成足纵弓及横弓的塌陷；趾关节的训练可以预防足趾的屈曲挛缩；除训练时间外，应根据痉挛程度的不同，分别采用支具维持训练效果；对中度以上痉挛的患者，应配合踝背屈训练器，逐渐缓解跖趾内翻的挛缩模式。

3. 肩关节

（1）弛缓期，肩关节的被动活动范围要控制在正常活动度的50%。

（2）肩关节活动度训练，首先要充分活动肩胛胸壁关节，一手固定肱骨近端，另一手固定肩胛下角，被动地完成各方向的运动。

注意事项：肩关节活动度不宜过大，禁止牵拉，避免肩关节出现疼痛。随着张力的升高，关节的活动范围可以逐渐扩大。

4. 手关节

（1）手部诸关节均要做到全关节活动范围的活动。

（2）腕关节背伸运动，一手固定腕关节，另一手扶持手掌部，做全关节活动范围的活动。

（3）拇指屈曲、伸展、掌侧外展、桡侧外展、对指等，均要进行充分的运动。

（4）掌指关节被动运动时，治疗者一手固定腕关节，另一手协助手指完成最大范围的屈曲与伸展。

（5）在手的功能恢复到自主完成腕关节背伸以前，均应佩戴腕关节支具。

注意事项：为了防止关节挛缩，各个关节活动要充分，夜间休息要解除支具。

5. 关节被动活动训练需坚持的原则

（1）早期开始，一般可在病情平稳后2~3天进行。

（2）患者应取仰卧位。

（3）两侧均要进行训练，先做健侧，后做患侧。

（4）活动某一关节时，近端关节必须予以固定。

（5）手法要轻柔适度，避免产生疼痛。

（6）手法的速度要缓慢，有节奏，一般一个动作需要3~5秒。

（7）各关节运动方向均要进行训练，每个运动3~5次为宜。

（8）一般在无疼痛的状态下完成各关节活动范围的运动（不得出现超关节活动范围的运动），特殊关节除外。如肩关节在弛缓期仅完成关节活动范围的50%，随着运动功能的改善再逐渐加大活动范围。偏瘫患者关节活动受限，与痉挛有关，当运动功能改善后，可由发病初期的每日2次，改为每日1次，直至终止训练。

（9）对伴有疼痛的关节，训练前可进行热敷等物理疗法。

第三节 上肢训练方法

人体的上肢以灵活协调和技能性运动为主，偏瘫后不容易获得代偿，恢复起来比下肢差。上肢康复训练的目的是促进运动、恢复功能。常用的偏瘫上肢的康复训练方法有以下若干种：

1. 双手上举训练

患者取仰卧位或坐位，双手叉握，患侧拇指在上，掌心相对，伸直肘关节，健手带动患手上举过头，然后缓慢放下。此项训练可以帮助恢复肩胛带、肩、肘、手各关节的解剖关系，缓解肩痛及上肢水肿，诱发上肢的运动功能。

2. 上提肩胛骨训练

患者取坐位，上臂自然下垂，双侧用力向上耸肩并保持 2～3 秒，然后缓慢放下。治疗者可以适当协助，口令 1 - 2 - 3，在患者上耸肩膀的同时，用一只手将肩胛骨向外上推，另一只手从肘关节上抬患侧上肢，努力做到双侧同步。此项训练适用于偏瘫早期，利用联合反应（双侧上提肩关节）的肌肉同步运动，可以帮助提高肩胛胸壁关节的运动功能和控制能力，矫正肩胛骨后撤、下沉的异常姿势，预防肩关节半脱位、肩痛，诱发上肢的运动功能。

3. 上肢负重训练

患者取坐位，肩关节轻度外展、外旋，肘伸展，手指伸展并支撑于健侧，将重心逐渐移向患侧，维持数秒再恢复原位，重复进行训练。需要注意的是：初期需治疗者协助伸肘；中期可向长轴方向加压；后期可进行肘关节的适度屈伸运动，以促进肘关节的运动控制能力。此项训练可以缓解上肢痉挛，提高患侧肢体的负重能力，改善本体感觉障碍，有利于肩关节的复位，减轻肩关节半脱位，矫正肩胛骨的位置，恢复肩原有的锁定机制。

4. 治疗球训练

患者取坐位，治疗者立于病人的患侧，予以保护和辅助。病人双手交叉并放在球上，将球向前、后、左、右推，当患侧上肢有独立活动能力后，可单用患肢推球。此项训练可以诱发、促进上肢的主动运动，提高上肢近端的控制能力，治疗肩关节半脱位。

5. 上肢屈肌痉挛的抑制

患者取仰卧位，治疗者一手握住患者的前臂，另一手握住上臂，缓慢柔和地将患肢的肘伸直，使患肢处于伸展状态；然后，一手控制患肢，使肩关节外展、外旋、腕背曲、手指伸展，持续数秒，另一手轻拍或快擦上臂伸肌，刺激伸肘。此项训练适用于患肢屈肌协同运动阶段屈肌痉挛明显的患侧上肢，要求速度缓慢、动作柔和、被动运动与患者的控制能力相结合。通过训练可以缓解上肢痉挛，抑制上肢屈肌联带运动的出现。

6. 手指与腕关节痉挛的抑制

治疗者一手握住患手四指，另一手握住患手拇指，并将五指及腕关节均置于伸展位。此项训练可以缓解上肢、手指屈肌痉挛，预防关节挛缩，促进上肢及手的功能改善。

7. 活动伸展的上肢

病人取坐位，肘伸展，治疗者辅助患肢上举、外展、内收或旋转上肢，活动范围由小到大，随着主动性的增加，减少辅助量。此项训练可以被动活动上肢近端，改善运动功能，诱发、促进上肢的主动运动，抑制上肢联带运动。

8. 肘屈伸控制训练

病人取坐位，肩屈曲，嘱病人用患手够位于前方的治疗者，再回够自己的对侧肩，并多次重复此动作，在肘屈伸能力提高后，嘱病人在任意角度停住并保持数秒。此项训练可以诱发肘关节分离运动，促使患者自主屈伸肘关节，训练上肢的空间控制能力。

9. 前臂运动训练

前臂的运动为旋前、旋后，对前臂进行关节松动及相应的关节活动后，在患者有一定自主运动的前提下，可进一步诱导、加强前臂的运动性，如翻转扑克牌、翻书、套圈等训练。此项训练可以诱发前臂分离运动，训练前臂旋前、旋后功能，提高日常生活能力。

10. 手的抓握与松开训练

患侧手指已能活动且出现分离运动后才能开始此项训练，过早训练此动作可加重手指的集团屈曲，应特别注意。抓握的器具应从选择直径较大的杯子、球开始，再慢慢过度到铅笔、火柴棍等；练习抓握的同时，注意练习抓握后的松开训练。此项训练可以提高患手分离运动，练习手的抓握及控制能力。

11. 滚筒训练

患者坐于训练桌前，桌上置一训练用的滚筒，患者双手叉握，由健侧带动患侧向前方滚动滚筒，促进上肢的伸展运动。然后，在健侧患肢的协助下，将滚筒滚回原来的位置。此项训练可以诱发并促进上肢的运动功能，改善关节活动范围，抑制患侧上肢的屈肌痉挛。

12. 木钉盘训练

患者取坐位，由健手协助患手抓起木钉，移至另一处放下，从粗木钉开始，逐渐过度到细木钉。加大难度时将木钉翻转插至另一木钉盘上；再加大难度，由患手独立完成。应反复训练，每天训练30分钟以上。此项训练可以促进上肢远端运动控制能力和运动水平的提高，训练手指的精细动作，改善关节活动度和手眼协调性。

13. 分指板

将手指放在指槽内，用固定带固定好手指和手掌。分指板可用合适的石膏模型代替，使用不受时间的限制。使用分指板可以矫正手指姿势，防止挛缩变形，抑制挛缩。

14. 冰水刺激

将患手放于冰水中，浸泡约 3 秒后取出，间隔数秒后重复进行。冰水刺激可以反射性地抑制手指和手腕屈肌的痉挛，多用于肩手综合征，抑制手的痉挛和肿胀。

15. 患侧上肢的管理

偏瘫后患侧上肢的管理特别重要，除各种康复训练方法外，要注意避免患侧输液，防止肩关节的拉伤，坚持良肢位摆放，尽量使用患侧上肢、患手完成各种可行的动作。因为患侧输液容易造成患肢肿胀，甚至肩手综合征；肩关节的拉伤是引起肩痛和肩关节半脱位的主要原因。当患肢恢复到一定程度后，患者或家属就不再强化训练了，造成功能下降，因此，在康复中一定要加强患侧上肢的管理。

16. 利手交换

当患手是利手（如右利者右手瘫痪）且功能恢复困难，无实用希望时，通过利手交换，如训练左手进餐、写字等，可以提高患者的生活质量。

第四节 下肢训练方法

下肢的主要功能是支撑体重和行走，下肢瘫痪可造成行走困难。训练的目的是恢复其功能性活动。常用的训练方法有：

1. 诱发髋关节内收

患者仰卧于治疗床上，双侧髋、膝关节屈曲 90°，治疗者坐在患侧，将患侧下肢扶住，保持与健侧相同的位置。然后嘱患者双下肢内收，患者无力不能内收时，治疗者帮助患侧下肢内收，同时增加健侧下肢内收运动的阻力。此项训练适用于偏瘫早期，增加健侧内收运动的阻力可以诱发髋关节内收。

2. 髋关节内收、外展的控制训练

患者仰卧于治疗床上，双膝屈曲，健侧下肢保持中立位，患侧下肢在内收、外展时保持不同的角度，进行髋关节内收、外展的控制训练。此项训练适用于偏瘫下肢有一定的控制能力，通过训练可以促进髋关节内收、外展运动，提高控制力。

3. 髋关节伸展的控制训练（搭桥运动）

患者取仰卧位，屈双膝，双脚撑于床面，治疗者站在患者的患侧，一手把住患者的膝关节，另一只手刺激臀部，同时嘱患者抬起臀部并保持骨盆呈水平位，保持患侧髋关节伸展。当患者能独立完成后，可改为患侧下肢独立支撑。当患肢继续独立完成后，可将健侧下肢搭在患肢上，增加重量和难度。此项训练适用于偏瘫各个阶段，通过训练可以促进髋关节的伸展，对下部躯干及骨盆的控制也有良好的作用。

4. 下肢屈曲、伸展的控制训练

患者取仰卧位，治疗者站在患侧，一手控制患足，保持足背屈、外旋，另一手控制膝部，嘱患者主动屈曲并缓慢伸展膝关节。

刚开始时患者自己难以完成，治疗者可给予一定力量的协助，注意保持正确的姿势完成动作。随着患者能力的提高，治疗师在保证患者正确姿势的前提下尽量减少力量，直至患者完全自主并正确地完成动作。此项训练动作一定要慢，让患者体会正确的运动模式，能够随时保持伸展和屈曲的控制，旨在加强训练下肢的控制能力。

5. 膝屈曲训练

患者取俯卧位，治疗者站在患侧，一手握住患者的踝部以辅助其屈膝，另一手压住患者的臀部以防止代偿，做屈膝练习。患者也可以取坐位，治疗者位于患侧，一手托住患侧膝关节下方，用另一手握住患脚背，托起下肢，练习膝关节屈曲，然后返回。此项训练可以提高膝关节的屈曲、上抬能力，增强膝关节的控制能力。

6. 踝背屈训练

患者取仰卧位，治疗者坐在侧方，嘱患者屈曲下肢，同时用一只手固定踝关节上方，另一只手协助患者踝关节做背屈、外翻。也可以在患者俯卧位屈膝时，治疗者一只手固定踝关节上方，另一只手协助患者踝关节做背屈、外翻。此项训练利用屈肌协同模式训练踝背屈能力，缓解踝痉挛，对抗足下垂。

7. 屈髋、屈膝训练

患者仰卧位，治疗者站在患侧。治疗者一手托住患足，患者屈膝并将患肢放到床下，在髋伸展的状态下，由治疗者协助患者将患脚抬至床面。刚开始训练时，治疗者协助的力量较大，随着患者能力的提高，可以逐渐减少协助力量，让患者独立完成。此项训练可以同时提高屈髋、屈膝能力。

8. 伸髋、屈膝、背屈踝训练

患者仰卧位，治疗者站在患侧，患腿屈膝并垂于床边伸髋。治疗者托住患足，使其处于背屈位，并向头侧运动（即屈膝），协助患者在伸髋状态下继续做屈膝和背屈踝训练。此项训练可以提高伸髋状态下的屈膝、背屈踝能力。

9. 利用内翻矫正板站立

患者立位，将患脚侧向踩于楔型板上，依靠重力改善踝关节的活动范围和内翻倾向。此项训练适用于具有独立站立能力的足下垂、内翻患者，利用患者自身的重力活动踝关节，矫正足下垂及内翻。

第五节 行走准备训练

为准备正常的步行，首先应该进行核心控制训练、平衡训练、支撑期站立训练及重心转移训练等。脑卒中偏瘫患者不仅上、下肢呈迟缓状态，瘫痪侧腰腹部肌肉的肌力也较弱，缺乏与抗重力运动持续的同时活动。患者共同的障碍是瘫痪侧躯干侧屈肌群的肌活动延迟，支撑期不能充分进行离心性收缩，双侧不同步，难以形成稳定的支撑，不能保持坐位的稳定。躯干侧屈肌群活动恢复后，如果臀肌、股四头肌、股三头肌仍然处于迟缓状态、力弱，则很难保持稳定的站立；摆动期身体向健侧倾斜，瘫痪侧骨盆上提，出现"偏瘫步态"，导致行走效率低下。因此，加强腰腹部和骨盆周围肌肉力量的训练，提高躯干骨盆的姿势控制，尤其是腰腹部骨盆的核心控制，是患者从卧位→坐位→站立位→独立行走过程中保持平衡和姿势稳定的主要条件。核心是重心所在的位置，所有姿势运动开始的地方。核心控制是躯干深部肌群的腹横肌、腹斜肌等动态地同时活动的主要功能，再加上腰大肌后部纤维、膈肌、骨盆底肌群的作用。臀肌、股四头肌、股三头肌等的训练方法前面已经做了介绍，这里介绍几种常用的准备行走的训练方法。

1. 腹肌控制能力训练

患者仰卧于治疗床上，双上肢放松，置于身体两侧，髋、膝关节屈曲，双足踏在床面上。治疗师先指导患者完成下腹部肌肉的收缩，当患者能够准确完成后，治疗师固定患侧下肢，让患者独立完成以下动作：注意用腹部力量缓慢抬起臀部并离开治疗床，再抬起健侧足，停留数秒后缓慢放下，重新踏于床面。如此反复训练，可提高腹肌的控制能力，加速偏瘫侧腹肌的康复速度，同时诱发髋关节选择性伸展动作。训练时保持骨盆水平，不得向健侧倾斜。

2. 搭桥训练

患者仰卧于治疗床上，双手放于身体两侧，髋、膝关节屈曲，双足踏在床上。治疗师双手固定患者骨盆，嘱患者抬起臀部，使髋关节尽量伸展，并保持30~60秒后缓慢放下，此动作可以诱发膝关节屈曲状态，髋关节伸展的分离运动，加强骨盆控制。也可在双膝关节之间放一本书，让患者夹住并避免落下，以此来抑制髋关节外展、外旋的联带运动。也可以让患腿负重，以接近正常步行的节律，让健足从床上抬起，然后放下。训练时治疗师适当辅助患者并保持其双膝关节并拢，防止患侧下肢外展、外旋，避免强化联带运动，每次训练时双足均要平踏于床面，足跟不得抬起。

3. 翻身训练

（1）向健侧翻身及返回动作训练：患者仰卧位，Bobath 握手，肘关节伸直，肩关节前屈90°，在头的上方做左右摆动。双上肢向健侧摆动的同时，躯干上部向健侧旋转，同时治疗者协助骨盆旋转，完成翻身。返回仰卧位时，治疗者一手将患侧上肢保持于伸展位，并嘱患者肩向前伸，患侧下肢外展并尽量向支撑面后方转移。治疗者的一只手协助患者的骨盆向后方旋转，增加躯干旋转的角度。在躯干下部首先完成旋转的前提下，逐渐完成躯干上部的旋转。

（2）向患侧翻身及返回动作训练：患者仰卧位，Bobath 握手，肘关节伸直，在头的上方做左右摆动，尽量将患侧上肢置于外展位，健侧下肢屈曲。双上肢向患侧摆动、前伸，带动肩部向患侧旋转，健侧脚蹬床，使身体向患侧旋转，使身体呈侧卧位并完成翻身。返回仰卧位时，健侧上肢外展，带动躯干向背侧旋转的同时，下肢伸直外展，然后用健侧上肢带动患侧上肢前伸。

翻身训练可以加强腰腹部肌力并缓解痉挛，改善和提高躯干的控制能力以及患侧上、下肢的随意运动和控制能力。

4. 坐起训练

患者健侧下肢插入患侧下肢下方，先抬起患肢，再转移至床边，然后双上肢伸直，肩关节前屈90°。治疗师一只手放在患者的颈部周围，另一只手向床边移动交叉的下肢，以臀部为轴旋转，在治疗师用力的同时，患者用力下压双上肢，完成从仰卧位到坐于床边的动作。患者也可以不用上举双上肢，在治疗师辅助的同时用健侧肘关节支撑坐起。

训练时先分别练习双上肢上举下压、健侧下肢带动患侧下肢在床上左右移动等动作，等患者掌握要领后逐渐减少辅助力量，能够一气呵成地完成坐起动作。坐起动作可以同时训练上、下肢，尤其是腹部肌肉的力量，教会患者用最省力的方法从床上坐起。

5. 坐位平衡训练

首先，让患者挺胸抬头，维持正确的坐姿，体会姿势控制的感觉（最好在矫形镜前，让患者观察自己的姿势是否正确及调整的过程）。患者能够独立坐稳后开始训练重心转移。向患侧转移时，治疗师坐在患者偏瘫侧，一手放在腋下，将患者拉向自己，同时防止肩胛带下沉；另外一只手放在对侧屈肌处，刺激对侧收缩。向健侧转移时，治疗师坐在患者健侧，嘱患者身体向健侧倾斜，健手向外侧伸展，治疗师一手压在患侧肩部，另外一只手按压患侧屈肌处，刺激其活动。重心前移训练时，患者坐在床边，用Bobaths握手，肩关节屈曲90°，上肢前伸，髋关节屈曲，重心前移，然后缓慢回去，通过重心的前后转移为起立做准备。也可以在保证其安全的前提下，从背后快速向不同方向推动以破坏坐位平衡，使患者自动做出上肢伸展和支撑的反应。

通过坐位平衡训练，可以训练腹肌的控制能力，诱发平衡反应，为正常站立及步行打下基础。

6. 站起和坐下训练

（1）站起训练：患者坐位，保持躯干直立，治疗者坐在对面，用自己的下肢协助患者，将患肢控制于髋关节外展、膝关节屈曲位，全脚着地。首先嘱患者双脚后移（偏瘫侧的脚不能后移时，治疗者给予适当帮助），用健手握住患手前伸，上半身前倾，此时治疗者向前牵引患者的双手，当双肩越过足尖后再伸膝、伸髋站起。

（2）坐下训练：方法相同，顺序相反。

站起和坐下是步行的基础，正确的训练可以抑制全身的伸展模式，抑制上、下肢痉挛，诱发躯干和下肢的选择性运动。需要注意的是：动作要左右对称，重心要向患侧转移，努力避免出现健侧负重、患侧下肢髋关节屈曲、内旋及足跟离地。坐下时要求动作缓慢，以提高控制能力。

7. 患侧下肢的负重能力控制训练

卧床期间，治疗者将患侧下肢屈曲90°左右，于中立位固定，让其健侧下肢放在患侧腿上，然后取下、再放上，如此重复训练；也可以从患膝关节向足跟部方向按压。患者能够独立站立后，治疗者坐在患者前面稍偏患侧的位置，用膝关节抵住患侧下肢外侧，嘱患者双膝关节轻度屈曲，重心向患侧转移。治疗者一手协助髋关节伸展，另一手刺激腹肌，提高紧张度。当患侧膝关节负重能力达到50%左右时，治疗者站立于患侧，患者身体向治疗者倾斜，患侧上肢和健侧下肢向外伸展，增加患侧下肢的负重能力。

进行患侧下肢负重，尤其是站立位负重训练时，治疗者要注意保护患者的安全，随时矫正不正确的姿势，膝关节控制能力差时可以佩带膝关节支具。

8. 行走训练

行走是一个自然的过程，具有连续的行走周期，由许多要素组成，训练时要分解为若干动作来训练。以上无论是卧位、坐位还是站立位时的训练，都是为了行走而准备的，所以不必刻意专门去训练如何行走，当基本要素具备后，行走自然水到渠成。通过对基本要素的正确训练，可以使患者安全、相对省力地按照正常人的方式行走，甚至保持足够的速度，同时将注意力放在其他活动上。根据双下肢在行走过程中承担的任务不同，一个行走周期分为摆动相、站立相和双足支撑相。摆动相是从足跟离地开始至同侧足跟着地结束。站立相是对侧摆动过程中承受体重的一侧完成的活动，它从足跟着地开始经身体重心前移至足跟离地结束。双足支撑相为一侧摆动相即将结束，对侧摆动相即将开始的那一刻，占一个行走周期极短的时间。

开始步行必须具备以下几个条件：

（1）站立位平衡：由于行走时支撑面积最小，并且重心是不断移动的，所以进行步行训练前要求达到站立位平衡，在别人的帮助下能够前后左右转移重心，有一定的平衡反应能力。

（2）一定的负重能力：能够进行健侧和患侧下肢的重心转移，患腿负重能够达到正常下肢负重的 1/2 以上，可完成在单腿支撑体重的情况下，对侧膝屈曲。

（3）下肢有进行分离运动的能力：患侧下肢可以屈髋、屈膝，能够完成单腿向前迈步并收回和向两侧迈步并收回的动作。

行走训练的具体方法详见第六节。

总之，对每一位脑卒中偏瘫患者来说，恢复步行是康复的主要内容，能够重新步行是患者及家属的最大愿望和期待，也是能够充分理解的目标。卧床期间，患者完全由床和枕头支撑身体，不必对重力作出任何反应，时间越长，患者对站立越害怕。因此，在病情允许的情况下，最好在发病第一周内，就帮助患者开始翻身训练、卧位到坐位训练、核心控制训练、床上移动、下床站立、重心转移等，以利于重新恢复平衡反应和姿势控制，尽早开始行走训练。

第六节　日常生活能力训练

　　脑卒中康复的最终目的是帮助患者最大程度地独立返回家庭甚至社会。偏瘫患者及家属的最初目标往往是能够翻身、坐起、穿衣、行走、洗漱、如厕、上下楼梯等日常生活自理等最基本的要求。通过对患者日常生活能力进行训练和指导，降低生活受限程度，最大限度地提高患者自理能力和生活质量。日常生活自理是脑卒中后生活质量全面美满的标志，能增加病人的自信与自立感。康复训练时，可将 ADL 内容的每一项巧妙地分解成若干组成成分，当每一成分准备好后，再进行整合和实践。如果整个自立不可能实现，可鼓励病人在别人的帮助下尽量发挥其剩余活动能力。也可选用一些生活辅助工具，如进食特殊器皿、衣着钩、一只手刷、长拔鞋助具。日常生活能力包括翻身、坐起、床上保持坐位、站立、更衣、如厕、洗漱和修饰、进食、轮椅和床之间的移动、行走等，其中，翻身、坐起、床上保持坐位、站立和进食训练在相关章节中已作介绍，这里只介绍其余五种能力的训练方法。

1. 更衣

　　前提：患者能够独立保持坐位和立位平衡，在做更衣动作时没有摔倒的风险。

　　常用方法：

　　（1）开襟上衣：先穿患侧肢体，后穿健侧肢体；先脱健侧肢体，后脱患侧肢体。

　　（2）套头上衣：先穿患侧肢体，再穿入健侧，套头；脱时将前后的衣服拉到腋下，健手将颈后的衣服从头上脱下。

　　（3）裤子：先穿患侧肢体（髋屈曲外旋，足跟置于膝部，将裤子提到膝关节以上），后穿健侧肢体，用桥式运动或站立位交替提裤子；脱时顺序相反。

（4）穿脱鞋袜：均采用髋屈曲外旋，足跟置于膝部，不便者可用自制的穿袜自助具或鞋拔子等。

2. 如厕

前提：独立保持坐位平衡，同时能够在辅助下完成床和轮椅之间的转移，此时方可到卫生间使用坐便器；另外，卫生间须有足够的空间，保证患者可以转身、上下轮椅和坐便器，坐便器两侧最好有固定扶手及呼叫装置。

患者如厕过程包括：轮椅－坐便器转移，脱下裤子，便后擦拭，穿好裤子，坐便器－轮椅转移几个过程。主要有坐下、起立、坐位与立位平衡保持、便后处理和穿脱裤子几个动作，先分别进行训练，熟练后再进行连续性动作训练。其中，立位平衡保持和起立动作是独立完成如厕动作的关键。

3. 洗漱和修饰

洗漱和修饰是每一个人每天必做的重要活动之一，它包括洗脸、刷牙、梳头、剃须、简单化妆等头面部的个人卫生和基本形象的保持，属于最为简单的 ADL 内容。对于偏瘫患者来说，若瘫痪程度较轻，无论是否是优势侧，均应该鼓励其使用患侧，加强训练，努力达到自如运用。

若非优势手侧瘫痪，鼓励患者完全自理该活动。若优势手侧瘫痪（接近完全或完全瘫），鼓励患者练习利手交换，反复训练，提高健侧的灵活性和协调性。男士鼓励使用电动剃须刀，如果患者习惯在洗脸时使用浸湿的毛巾，可训练其利用水龙头帮助绞出毛巾上的水分。

4. 轮椅和床之间的移动

（1）从床到轮椅的移动：患者坐在床边，准备离床坐轮椅时，需将轮椅放在患者健侧斜前方，与床边呈 30°～45°夹角，将轮椅制动，折起双侧脚踏板。患者站起后，健侧腿向前迈至轮椅前，身体略前倾，用健手扶轮椅的相应扶手（离床较远的扶手），以健侧腿为轴，身体旋转后坐在轮椅上。

（2）从轮椅到床的移动：患者准备离开轮椅坐到床上时，最好将轮椅健侧肢体一侧靠近床，并与床边呈 30°～45°夹角，将轮椅制动，折起双侧脚踏板。患者站起，健侧腿向前迈至床边，同时重心前移，用健侧手支撑在床边，以健腿为轴，身体旋转后坐在床边。

5. 行走训练

该训练内容包括平行杆内训练和非平行杆内训练。

（1）平行杆内训练：病人手扶平行杆，由坐位站起、坐下；重心前后左右转移，改变手的位置（如前后方向），左右手交替（如手握同一侧平行杆）；双手离开平行杆，肩前屈、后伸摆动，上肢摆过中线；在平行杆内向前、向后走，左右转身，侧方走，交叉侧方迈步走等。

（2）非平行杆内训练：患者能完成平行杆内行走后，患者即可离开平行杠进行训练。内容包括平地行走、上下楼梯、走斜坡、摔倒后自己站起等项目。这里主要介绍上、下楼梯训练。①上楼梯：a. 用健足上第一个台阶：病人先把重心转移到患腿上，然后用健侧足上第一个台阶，健腿向前迈时，治疗者帮助患膝向前下方运动。b. 用患足上第二个台阶：病人把重心前移到健腿上，为了克服患腿向前迈步时的伸肌痉挛，治疗者可用手放在胫骨前面，帮助患者屈髋、屈膝并将患足带到第二个台阶，同时防止患者用力上提骨盆。②下楼梯：a. 用患足下第一个台阶：患腿迈向下一台阶时，治疗者应指导骨盆向前运动，同时防止患腿内收，当患足放在台阶上时，应帮助病人重心前移而无膝过伸。b. 用健足下第二个台阶：健腿迈向下一台阶时，治疗者应指导患膝向前充分屈曲。

6. ADL 训练的注意事项

（1）必须注意环境的安全。

（2）患者在 ADL 训练前须做好准备活动，避免训练中发生扭伤、拉伤及跌倒。

（3）训练中要观察患者对规定动作的完成情况以及对训练的兴趣，及时对训练方式进行调整，使其难度保持在患者必须经过努力方可完成的程度。要对患者的进步及时给予鼓励，调动其积极性及训练的自觉性。

（4）强调反复练习的重要性。动作的熟练程度及完成质量取决于按照动作标准重复练习的次数。

（5）观察、了解患者在日常生活中是否能够自觉运用训练成果，并进行善意的督促及指导。

（6）对家庭成员进行宣教，即在保证患者安全的前提下，注意发挥患者自身残存的功能，避免对其一切日常活动包办代替而阻碍其生活自理能力的恢复。

第四章　脑卒中偏瘫常见并发症的康复训练与针灸治疗

第一节　认知障碍

一、概述

认知指人获取、编码、操作、提取和利用知识或信息的高级脑功能活动，认知能力表现在人对客观事物的认识活动中。根据 WHO《国际功能、残疾和健康分类》，认知功能包括定向力、注意力、记忆力、思维、计算、知觉及语言等，如果其中某一个认知方面发生障碍，就称为该认知方面障碍，如记忆力障碍、计算障碍、定向障碍等；如为多个认知方面发生障碍，则称为认知功能障碍（CFI）。

CFI 是急性脑卒中患者最常见的表现之一。卒中后出现的认知损害主要表现为结构和视空间功能、记忆力、执行功能、定向力、注意力和语言障碍。其中，不同大脑半球损伤认知损害又各有差异，左脑损伤主要表现为运用障碍、失语症、失算症；右脑损伤主要表现为注意力缺陷、单侧忽略、结构性失用、穿衣失用、地形记忆障碍、虚构、感觉定位不能、失语症等。急性缺血性脑卒中后 1 周的 CFI 发生率为 61%；卒中后 3 个月存活者中，认知损害的发生率仍在 30% 以上。CFI 以反应迟钝为主要表现，属于中医"健忘"、"呆痴"等范畴。临床观察发现，CFI 严重影响脑卒中偏瘫患者的康复，且认知功能康复对提高不同时期脑卒中患者的生活质量有显著作用。因此，发现和认识各种 CFI，对脑卒中患者的预后判定，制订康复治疗目标、计划和方法，均有十分重要的意义。

卒中后认知功能障碍强调早期的筛查、评定和干预。认知障碍的筛查与评定属于神经心理学研究的范畴，目前常用的筛查评定量表有：简易精神状态检查量表（MMSE）、长谷川痴呆量表（HDS）、基本认知能力测验和韦氏成人智力量表（WAIS）。主要的干预方法有药物治疗、认知功能训练及针刺治疗等。

药物治疗：①脑循环改善剂：如尼莫地平 90mg/d、双麦角碱 0.5～1mg（1 天 3 次）、尼麦角碱 5～10mg（1 天 3 次），或者中药银杏制剂、绞股蓝等。②脑代谢改善剂：如毗拉西坦 0.8g（1 天 3 次）、甲氯芬酯 0.1～0.2g（1 天 3 次）、都可喜 1 片（1 天 2 次）、胞磷胆碱 0.5～1g 肌肉注射（1 天 1 次）。③兴奋性氨基酸受体拮抗剂：如美金刚。④胆碱酯酶抑制剂：如多奈哌齐 5～10mg（1 天 1 次）、石杉碱甲 0.1～0.2mg（1 天 2 次）等。

认知训练，一般针对出现认知障碍的某个方面（如记忆力）进行。《中国脑卒中康复治疗指南》推荐：一是进行有针对性的认知康复训练，以全面提高认知功能；二是应用多奈哌齐等乙酰胆碱酯酶抑制剂（A 级推荐，Ⅰ级证据）。这里主要介绍临床常用治疗 CFI 的针刺方法。

二、中医对脑卒中后认知障碍的认识

脑卒中后认知功能障碍在中医文献中没有与之完全相对应的病名，散见于中医"健忘"、"呆痴"等病的论述中。根据相关的古代文献论述及近代的临床研究，本病的病位在脑，涉及心、肾；证属本虚标实，本虚为阴亏、血虚、精伤，此乃致病之本，标实为风、火（热）、痰、瘀相兼为患，此乃致病之标。

三、临床常用治疗 CFI 的针刺方法

1. 头部取穴

取穴多选额中线、额旁 1 线、百会、神庭、本神、印堂、四神聪等穴。刺法沿皮透刺，运针以捻转为主，每次以 200 转/分的速度持续捻转 1 分钟，留针 30 分钟，间隔行针 2~3 次。

2. 四肢取穴

临床治疗多选取内关、神门、三阴交、太溪等穴。

3. 辨证配穴

根据临床证型，选用不同的穴位。如精亏血虚证，配以关元、足三里；痰浊瘀滞证，配以丰隆、血海；风盛者加太冲、风池；火（热）盛者加曲池、劳宫等。

4. 耳针

选用神门、皮质下、肾、脑点、交感、心、枕等耳穴，用 0.5 寸毫针，每次选用 2~3 个穴（双侧取穴），留针 30 分钟，期间行针 2 次，每日 1 次，10 次为 1 疗程。也可将王不留行籽用胶布固定在相应穴位上，每日按压数次。

5. 穴位注射

常取风池、肾俞、足三里，每穴用胞二磷胆碱或者丹参注射液注射 1ml，每日 1 次，10 次为 1 疗程。

第二节　吞咽障碍

一、概述

脑卒中后吞咽障碍是指由于与吞咽有关的神经损伤，导致吞咽的一个或多个阶段出现各种症状的一组临床综合征。吞咽是复杂而又刻板的序列感觉运动，吞咽运动的完成需要感觉及运动双方面的协调。正常人每天平均进行有效的吞咽1000余次，参与吞咽动作的有5对颅神经，大约有25对肌肉。脑卒中后由于假性球麻痹或者真性球麻痹，导致吞咽肌肉麻痹，肌张力增高，咽反射减弱、迟缓，患者出现流口水、构音障碍、进食呛咳、湿性啰音、反复肺部感染、体重下降、口腔失用等异常表现，即可诊断为吞咽障碍。中医将其归为"喉痹"的范畴。

二、脑卒中所致的吞咽障碍危害

脑卒中所致的吞咽障碍危害主要表现在：出现误吸食物或者水进入气道，引起吸入性肺炎、呛咳，甚至有窒息的危险；食物、水分摄入不足，引起营养不良和脱水。研究发现，卒中后43% ～54%的患者出现误吸，误吸的常见表现为咳嗽、气促、音质改变等，部分患者没有临床症状，出现隐匿性误吸；约37%的误吸患者发展成为吸入性肺炎，肺炎是脑卒中患者死亡的常见原因之一。由于卒中后的高代谢状态和进水困难，患者往往出现营养不良和水、电解质紊乱。

三、吞咽障碍的分类

吞咽障碍按照病因分为真性球麻痹和假性球麻痹。

按照吞咽时相分为口腔期障碍、咽期障碍和食管期障碍。

1. 真性球麻痹与假性球麻痹的鉴别要点（表4-1）

表4-1　真性球麻痹与假性球麻痹的鉴别要点

类别	真性球麻痹	假性球麻痹
病变部位	疑核、舌咽、迷走神经	双侧皮质脑干束
下颌反射	消失	亢进
咽反射	消失	存在
强哭强笑	无	有
舌肌萎缩	常有	无
双侧锥体束征	无	常有

2. 真、假性球麻痹摄食-吞咽障碍的区别

假性球麻痹摄食-吞咽障碍由双侧皮质核束受损引起，在摄食-吞咽准备期、口腔期障碍严重，咀嚼、食块形成，食块移送困难。但吞咽反射仍有一定程度的存留，虽然移至咽部期后吞咽反射表现迟缓，然而一旦受到诱发，其后的吞咽运动会依次进行。这种时间差会引发误咽。由于常并发高级脑功能障碍，其症状有：不知进食顺序，重复相同的动作，进食中说话而使误咽危险加大，容易忽略餐桌一侧的食物，舌部和咬肌功能正常却无法吞咽塞入口内的食物。

真性球麻痹由损害脑干延髓吞咽中枢的病灶引起，摄食-吞咽障碍主要发生在咽部期，吞咽反射的诱发极其微弱甚至消失。在先行期、准备期甚至口腔期没有障碍或障碍轻微，误咽情况往往较为突出。由于喉部抬高不够，且食管入口处扩张状况不好，环状咽肌不够松弛，导致食块在咽部滞留，常发生吞咽后的误咽。

3. 口腔期、咽期和食管期吞咽障碍的不同表现

（1）口腔期：咀嚼无力，食物不能向后推动，从口角流出，或者存于颊肌与牙床之间，或者从鼻腔中流出，许多患者同时伴有流涎且不能自控。

（2）咽期：主要是误吸，食物或者水进入气道，患者可出现咳嗽、气短、吞咽后频繁清嗓或者音质改变。部分患者没有临床症状，易出现隐匿性误吸。

（3）食管期：决定于食管肌的肌力和肌张力。如果肌力减弱，食物无法下推到胃，形成机械性梗阻；如果肌张力异常，可引起食管痉挛。

四、吞咽障碍常用的检查方法

1. 反复唾液吞咽测试（RSST）

方法：被检查者原则上应采取坐位，如果不能采取坐位，半坐位也行。检查者将手指放在被检查者的喉结及舌骨处，让其尽量快速反复吞咽，喉结及舌骨随着吞咽运动，越过手指，向前上方移动再复位，确认这种上下运动的强度及距离。当口腔干燥而不能吞咽时，可用 1ml 水湿润舌头。如 30 秒以内能空吞咽 3 次，则认为进食是可能的；如能空吞咽 0～1 次，说明进食有问题。此方法不需要特殊的器具，且在短时间内能完成，既经济又安全。

2. 饮水测试

测试方法：让患者在坐位状态下，饮 30ml 常温水，观察水全部饮完的状况及时间。能 1 次饮完，无呛咳、停顿（5 秒以内）；分 2 次饮完，但无呛咳、停顿；能 1 次饮完，但有呛咳；尽管分 2 次饮完，但有呛咳；有呛咳，全部饮完有困难。

评估标准：5 秒以内 1 次饮完为正常；1 次饮完，在 5 秒以上或分 2 次饮完为可疑；达不到上述标准为异常。

3. VE 评定法

即电视内窥镜检查法，将软性内窥镜末梢放置在软腭上，给予患者用亚甲蓝染色的水、老酸奶及一小块面包，观察吞咽相关的解剖结构、吞咽反射的启动情况、有无咽腔食物残留及会厌下气道染色。

4. VF 评定法

即电视荧光镜检查评定法，是指使用 X 线透视装置，让患者保持坐位，在正常进食姿势下分别吞咽加有钡造影剂的 1ml 水、3ml 水、5ml 水、一勺老酸奶及一小块面包。然后观察其从口腔到咽喉、食道的移动情况，即有无呛咳、有无误咽、有无食物残留情况（如果 1ml 水即误吸入肺中，3ml、5ml 水就不用再做了）。目前 VF 评定法是评估吞咽机制、确定吞咽障碍的"金标准"（图 4 - 1）。

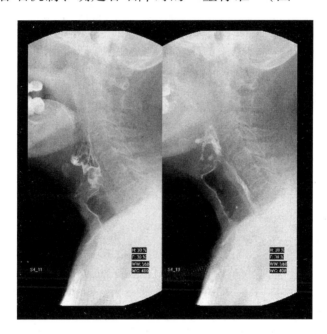

图 4 - 1　VF 评定法

五、吞咽障碍常用的康复训练方法

1. 颈部放松

头部和躯干的过度紧张会妨碍舌部及口腔周围肌肉的运动，降低吞咽控制能力及咳出误咽物的能力。在训练前和进食前放松颈部，可防止误咽。

方法：前后左右放松颈部，或做颈部左右旋转运动以及提肩、沉肩运动，重复此运动。

2. 口腔周围肌肉的运动训练

吞咽障碍患者常常存在口腔周围肌肉无力的问题，无法进行正常的咀嚼，并形成食团。常用的训练方法主要包括口唇张合训练、下颌开合训练和舌部运动。

（1）口唇张合训练：此项训练针对口轮匝肌无力的患者。可以先让患者面对镜子，独立进行紧闭口唇的练习，如果不能完成，治疗师按摩并放松患者口唇周围肌肉，然后帮助患者完成紧闭口唇的训练。当患者可以自己闭拢口唇时，治疗师让患者用口抿住压舌板，然后往外拔，患者尽量使之不被拔出，以此来训练口唇闭锁，这样有助于增强口轮匝肌的肌力。

（2）下颌开合训练：让患者张口、闭口，不能完成时治疗师辅助患者完成。如果肌肉高度紧张，咬反射残留时，可对高度紧张的肌肉进行冷刺激、按摩和牵伸疗法，使咬肌放松。如果咬肌张力低下，可对咬肌进行振动刺激和轻拍，也可以针刺咬肌所在部位的穴位，如颊车、下关等。

（3）舌部运动：当患者的舌部伸展不充分时，治疗师可用纱布轻轻包住舌尖并用力向外拉，然后让患者往后收缩舌部，使舌部前后运动。拉出动作有困难时，可用勺子凸面压迫舌背以使舌平展，使舌头慢慢一点点地向外伸出。舌尖运动不良时，边用勺子凹面压迫舌部侧前方，边交互进行左右运动训练。舌部能够进行自主运动后，让舌尖向外推压舌板或者脸颊内部。

3. 冰冻柠檬棉棒刺激法

此方法针对吞咽反射减弱或消失的情况。

方法：用冰冻柠檬棉棒刺激软腭、咽后壁及舌后部等部位，应大范围（上下、前后）、长时间刺激，并慢慢移动棉棒前端。左右相同部位交替进行，最好在上、下午各进行 20～30 次。当患者可以经口进食时，在进食前用冰冻柠檬棉棒进行口腔内清洁，既能提高口腔内的敏感度，又能提高对摄食－吞咽的注意力，从而减少误咽。如果患者流涎较多，可用冰冻柠檬棉棒或者其他冰冷的东西从外面刺激麻痹侧唾液腺，每次 5～10 分钟，皮肤稍稍发红即可，1日 3 次。

4. 发声、构音训练

许多患者吞咽障碍和构音障碍往往并存，通过构音训练可以改善吞咽器官的功能，改善声带运动、鼻咽腔闭锁功能，防止食物从鼻腔流出。

常用的方法有：练习发元音，并且尽可能拉长时间；把吸管放入装有水的杯子里，练习吹泡；练习吹蜡烛。

5. 呼吸训练

正常吞咽时，喉头上举使气道封闭，呼吸停止，而吞咽障碍患者有时会在吞咽时吸气，引起误咽。另外，有时由于胸廓过度紧张或呼吸肌肌力低下、咳力减弱，无法完全咳出误咽物，所以吞咽障碍患者训练时需要同时进行呼吸训练。通过训练可以调节呼吸节奏，延长呼气时间，使呼气平稳。常用的呼吸训练方法有：

（1）腹式呼吸：患者仰卧，屈膝，鼻吸气，以口呼气，吸气时给予向上方膈部的阻力；也可在腹部放上 1～2kg 的沙袋。

（2）缩口呼气：缩紧口部，尽最大努力呼气，有助于增大一次换气量，减少呼吸次数和每分钟换气量。

6. 强化声门闭锁法

两手用力推墙壁或桌子，同时发长音"啊"。原理是：正常人当胸廓固定、上肢着力时，两侧声带会有力接触。

7. 咳嗽训练

吞咽障碍患者由于肌力和体力下降，声带麻痹，咳嗽会变得无力，无法咳出误咽的食物。咳嗽训练有强化咳嗽、促进喉部闭锁的效果。

8. 吞咽模式训练

通常情况下，食物通过咽部的瞬间，呼吸无意识地停止，食物进入食道后再呼气。但吞咽障碍的患者，由于咽喉肌的麻痹或者痉挛，不能正确完成呼吸和吞咽的时机以致误咽，因而必须让他们把注意力转向有意识的呼吸。

具体方法：

（1）从鼻腔深吸一口气，然后完全屏住呼吸。

（2）空吞咽，也可以在确认口腔内卫生后用少量水来进行训练，吞咽后立即咳嗽。

六、吞咽障碍的针刺治疗

吞咽障碍的针刺治疗，目前按照临床报道有头针、体针、电针、水针、舌针、项针等几种治疗方法，这里重点介绍项针。

1. 处方

真性延髓麻痹、进行性延髓麻痹：选取风池、供血、翳明、治呛、吞咽、提咽、头针运动区下 2/5。伴面瘫、口唇麻痹者，加翳风、牵正、迎香、夹承浆；伴咀嚼不能者，加下关、颧髎；舌肌无力，不会屈伸者，加舌中、外金津玉液、廉泉；发音不清者，加发音；食物返流者，加治返流。

假性延髓麻痹：选取风池、供血、翳明、治呛、吞咽、廉泉、外金津玉液、头针运动区下 2/5。舌体运动不灵、挛缩者，加舌中、舌尖；口唇麻痹者，加地仓、夹承浆、迎香、颊车；伴情感障碍者，加头针情感区。

摄食障碍：可加用电项针疗法，以促其大脑功能恢复，同时加用情感区。

咽憩室：同真性延髓麻痹，严重者可选择手术治疗。

2. 项针常用穴位的定位及操作

供血：风池下 1.5 寸，平下口唇处，向对侧口角方向直刺约

1.5 寸。

翳明：乳突下缘，翳风与风池连线的中点处，向咽喉部直刺 1.5 寸。

治呛：位于舌骨与甲状软骨之间，向舌根部直刺 0.5 寸，捻转 5~10 秒后出针。

吞咽：舌骨和喉结之间，正中线旁开 0.5 寸凹陷中。针刺时押手向外推开颈总动脉，针刺向外侧约 3 分，捻转 5~10 秒后出针。

提咽：乳突前下缘，下颌骨后缘，向前下方直刺 0.5 寸，不宜深刺，不留针。

舌中：舌体上面正中处，向舌根方向直刺 0.5 寸，捻转 5~10 秒后出针。

外金津玉液：廉泉旁开 0.5 寸，向舌根方向直刺 1.2 寸，捻转 5~10 秒后出针。

发音：喉结下 0.5 寸，正中线旁开 0.2 寸，甲状软骨与环状软骨之间。针刺时向外侧稍斜，0.3~0.4 寸深，捻转 5~10 秒后出针。

治返流：发音下 0.3 寸，针刺时向内稍斜约 0.5 寸深，捻转 5~10 秒后出针。

3. 操作

一般每日 1~2 次，每次留针 30 分钟，中间行针 2 次，每次 1~2 分钟。选取廉泉、外金津玉液、舌中、治呛、吞咽、发音、治返流穴，行针得气后，即刻出针。

第三节　言语障碍

脑卒中后言语障碍根据损害的范围及程度不同而有不同的表现，主要有失语症和构音障碍。

一、失语症

失语是指在神智清楚、意识正常、发音和构音没有障碍的情况下，大脑皮质语言功能区病变导致的言语交流障碍，表现为讲话困难或不能，言语的理解能力残缺或者丧失，言语的复述障碍，对物体的命名及阅读和书写障碍六个方面，如患者构音正常但表达障碍，肢体运动功能正常但书写障碍，视力正常但阅读障碍，听力正常但言语理解障碍等。大约有30%的优势半球损伤的脑卒中患者出现失语，目前失语主要分为以下几种：

1. 外侧裂周围综合征

包括运动性失语、感觉性失语和传导性失语，多见于脑梗塞或者脑出血损害外侧裂周围，共同点是均有复述障碍。

（1）运动性失语：又称表达性失语，主要表现为口语理解相对保留，表达障碍明显，说话费力，找词困难，电报式语言。

（2）感觉性失语：又称听觉性失语，主要表现为严重听理解障碍，患者听觉正常，但不能听懂别人和自己的谈话，口语表达语速快、语量多，发音和语调正常，但是答非所问，没有实质性词句，难以理解。

（3）传导性失语：主要是上述两个语言区之间的联系纤维中断，患者听理解障碍相对较轻，说话快，有大量的错词，可以自己知道，欲纠正错词反而显得口吃。

2. 经皮质失语综合征

病灶主要位于分水岭区，共同点是复述相对保留。主要有经皮质运动性失语、经皮质感觉性失语和经皮质混合性失语三种。

（1）经皮质运动性失语：主要表现为患者能理解他人的言语，但自己只能讲一两个简单的词或者短语，呈非流利性失语，与运动性失语类似，但是失语程度轻，复述功能保留完整。

（2）经皮质感觉性失语：主要表现为患者听理解障碍，不能理解自己和别人谈话的内容，讲话速度不受影响，但是语言空洞，找词困难，经常答非所问，与感觉性失语类似，但是失语程度轻，复述功能保留完整。

（3）经皮质混合性失语：主要表现为经皮质运动性失语和经皮质感觉性失语均存在，语言功能严重障碍，甚至丧失，但是复述功能相对较好。

3. 完全性失语

也称混合性失语，患者的所有语言功能包括听理解、表达、书写等均受损。大多数学者认为，大脑优势半球外侧裂周围语言区域广泛受损，这类患者多伴有右侧偏瘫、偏盲及半身感觉障碍。

4. 命名性失语

患者对熟悉的物品只能说出用途，不能说出名称，如"电视遥控板"只能说成是"看电视的"等。主要病变在优势侧颞中回后部。

5. 皮质下失语

主要指丘脑、基底节、内囊、皮质下深部白质等部位的病变，也是脑卒中最常见的一种失语类型。丘脑损害表现为急性期不同程度的缄默和不语，以后出现语言交流、阅读理解障碍，语言不流利，可有重复性语言，能够复述别人的语言。基底节、内囊受损表现为可以理解别人的说话，但表达流利性降低，可以看到书面文字，但不能读出或者读错。

二、构音障碍

脑卒中后构音障碍是指由于神经病变，与言语有关的肌肉痉挛或者麻痹，引起运动不协调所致的言语障碍。与失语症不同的是，这类患者语言中枢本身没有问题，由于其他部位病变而造成发音和韵律方面的变化。脑卒中后常见的有痉挛性构音障碍和失调性构音障碍。

（1）痉挛性构音障碍：病变引起咽喉部肌肉痉挛，表现为说话费力，声音拉长，不自然的中断，鼻音重。患者常伴有吞咽障碍，多见于脑卒中导致的假性球麻痹。

（2）失调性构音障碍：病变引起咽喉部肌肉运动不协调，表现为以韵律失常为主，声音的高低强弱变化明显，多有发音中断，多见于小脑系统的卒中。患者常伴有平衡障碍、震颤、肌张力低下等症状。

三、言语障碍的康复训练

同吞咽障碍。

四、言语障碍的针刺治疗

关于言语障碍的针刺治疗国内近几年报道较多，概括起来主要有以下几种方法：

1. 体针疗法

以传统的远近取穴原则为主的治疗方案。主穴：太渊、通里、太溪。配穴：上廉泉、足三里。由上廉泉向舌根方向透刺，其余穴位依据辨证虚实进行补泻手法。

2. 头针疗法

以颅脑血管疾病侧的头部腧穴为主的治疗方法。针刺选穴依据：结合头颅 CT、MRI，以病灶附近穴位、头针语言区为主。运动性失语取运动区下 2/5 部位，即言语一区；命名性失语取言语二区；感觉性失语取言语三区；也可三区配合针刺以提高疗效。操作：取相应部位的穴位，头部用 1.5 寸毫针斜刺皮下，快速捻转约 200 次/分，留针 30 分钟，期间行针 2 次，每次 2 分钟。

3. 构音器官及其局部针刺疗法

主要以舌体、舌根与声带等构音器官以及局部的腧穴为主，主张强刺激和舌体放血。主穴：百会、水沟、哑门、金津、玉液。刺法：从百会向四神聪平刺 4 针，连续捻转，以患者耐受为度；水沟向鼻中隔斜刺 0.5 寸，雀啄法，以眼球湿润为度；哑门向舌根方向刺 1.0 寸，连续捻转（50 次左右）后出针；金津、玉液用压舌板抬高舌体，露出静脉，刺络出血 5~10 滴。辨证配穴：阳亢加风池、太冲，痰盛加丰隆，血瘀加膈俞，阴虚加照海。

以上针刺治疗每日 1 次，10 次为 1 疗程，休息 2 天后，进行下一疗程。同时让患者尽量发声或者跟患者多交流。

第四节　情绪障碍

一、卒中患者的心理变化过程

一般正常人在遭受脑卒中的打击后，因为正常的生活被改变，甚至将终生残疾，从心理的认知、情绪和行为等方面产生一系列的变化。目前有学者提出无知期、震惊期、否认期、抑郁反应期、依赖期和适应期六个阶段学说，用来说明卒中患者一般的心理变化过程。

1. 无知期

无知期是指一个人遭受脑卒中的打击致身体功能出现障碍后，没有意识到自己真实病情的严重性，认为病情不重，现代医学如此发达，经过一段时间的治疗就可以痊愈。这一阶段持续的时间与患者的年龄、阅历、文化程度、职业以及医学知识的了解程度有关，一般持续数天到1个月。

2. 震惊期

患者经过一段时间的治疗后，听到或者意识到自己病情的严重程度，心理上难以适应，表现为头脑空白，思维迟钝，表情惊讶，一时不知所措。震惊期一般出现在无知期之后，持续时间数秒钟到数小时。

3. 否认期

患者经过震惊期的打击后，往往下意识地否认已经发生的事实。多数偏瘫患者用健侧的手去挪动、抓挠偏瘫侧的肢体，甚至抓破自身。同时，患者不相信自己的病情不能痊愈，四处向有关专家咨询病情，不加分析地收集治疗的信息，坚信自己的病一定能够治好。

4. 抑郁反应期

患者完全意识到自己病情的严重性和可能的结果后，对自己将来的生活产生负面评价，出现忧虑。当病情好转不明显或者反复发作时，患者会出现情绪低落，心情压抑，对外界事物失去兴趣，不愿意与人交流，出现自杀念头，甚至自杀行为。

5. 依赖期

患者经过一段时间的治疗后，抑郁症状减轻，情绪趋于稳定，能够被动接受疾病和造成的后果，但在生活上过多地依赖他人，不愿积极进行康复训练和干自己能够独立完成的工作，总希望有人陪伴，无回归社会的愿望。

6. 适应期

指经过上述几个阶段后，患者能够以积极的心态面对生活，生活规律，行为独立，主动参与家庭和社会生活。

在这些心理变化过程中，最常见和最主要的情绪问题是抑郁和焦虑。下面主要介绍脑卒中后抑郁和焦虑的临床表现及药物和针刺治疗方法。

二、卒中后抑郁和焦虑的临床表现

卒中后抑郁和焦虑是最常见、最严重的情感障碍，也是影响康复的重要因素之一。卒中后抑郁（PSD）以持续情感低落、兴趣减退、睡眠障碍、体重减轻为主要特征。卒中后焦虑（PSA）以恐惧、紧张、坐卧不安、心神不宁为主要特征。据统计，脑卒中后焦虑的发病率为20%～30%，抑郁的发病率为20%～79%，但临床中抑郁与焦虑往往同时存在，容易被漏诊。抑郁和焦虑症的临床筛查量表较多，最常用的评价量表是汉密尔顿抑郁量表（HAMD）和汉密尔顿焦虑量表（HAMA）（表4-2、表4-3）。

表4-2 汉密尔顿抑郁量表（HAMD）

	无	轻度	中度	重度	极重度
1. 抑郁情绪	0	1	2	3	4
2. 有罪感	0	1	1	2	3
3. 自杀	0	1	2	3	4
4. 入睡困难	0	1	1	2	
5. 睡眠不深	0	1	1	2	
6. 早醒	0	1	1	2	
7. 工作和兴趣	0	1	2	3	4
8. 阻滞	0	1	2	3	4
9. 激越	0	1	2	3	4
10. 精神性焦虑	0	1	2	3	4
11. 躯体性焦虑	0	1	2	3	4
12. 胃肠道症状	0	1	1	2	
13. 全身症状	0	1	1	2	
14. 性症状	0	1	1	2	
15. 疑病	0	1	2	3	4
16. 体重减轻	0	1	1	2	
17. 自知力	0	1	1	2	
18.（1）早上加重	0	1	1	2	
18.（2）晚上加重	0	1	1	2	
19. 人格或现实解体	0	1	2	3	4
20. 偏执症状	0	1	2	3	4
21. 强迫症状	0	1	1	2	
22. 能力减退感	0	1	2	3	4
23. 绝望感	0	1	2	3	4
24. 自卑感	0	1	2	3	4
总分合计					

结果解释：总分小于8分，没有抑郁症状；8~20分，可能有抑郁症；21~35分，肯定有抑郁症；大于35分，严重抑郁症。

表 4 –3　汉密尔顿焦虑量表（HAMA）

	无症状	轻微	中等	较重	严重
1. 焦虑心境	0	1	2	3	4
2. 紧张	0	1	2	3	4
3. 害怕	0	1	2	3	4
4. 失眠	0	1	2	3	4
5. 记忆力或注意力障碍	0	1	2	3	4
6. 抑郁心境	0	1	2	3	4
7. 躯体性焦虑：肌肉系统	0	1	2	3	4
8. 躯体性焦虑：感觉系统	0	1	2	3	4
9. 心血管系统症状	0	1	2	3	4
10. 呼吸系统症状	0	1	2	3	4
11. 胃肠道症状	0	1	2	3	4
12. 生殖泌尿系统症状	0	1	2	3	4
13. 植物神经症状	0	1	2	3	4
14. 会谈时的行为表现	0	1	2	3	4
总分合计					

结果解释：总分小于 7 分，没有焦虑症状；超过 7 分，可能有焦虑；超过 14 分，肯定有焦虑；超过 21 分，可能有明显焦虑；超过 29 分，可能有严重焦虑。

三、卒中后抑郁和焦虑的治疗

卒中后抑郁和焦虑对康复有较大的影响，主要表现为：轻者注意力下降，学习和执行功能损害，康复训练任务无法完成；严重者将阻碍患者的认知功能、偏瘫肢体功能及日常生活能力的恢复，有些患者会产生自杀念头，甚至自杀。据统计，卒中后抑郁患者的死亡率是非抑郁患者的 3.5 倍，因此，早期预防或成功干预可以提高患者的生存率，降低死亡率，促进康复，降低费用，改善生存质量。近年来，越来越多的学者认为，对卒中后抑郁和焦虑进行早期积极治疗是非常必要的。目前的治疗方法主要有针对原发病治疗、心理治疗、抗抑郁或者焦虑的药物及其他治疗（包括针灸）。每种治疗各有利弊，心理治疗与抗抑郁剂应同时运用。

1. 西药

卒中后抑郁的药物治疗有传统的杂环类抗抑郁药和单胺氧化酶抑制剂，以及新型抗抑郁药物（选择性5－羟色胺再摄取抑制剂）。其中，杂环类抗抑郁药包括三环类抗抑郁药（如阿米替林、去甲替林、去甲丙咪嗪）和四环类抗抑郁药（如麦普替林、米胺色林）。新型抗抑郁药物比四环类抗抑郁药的抗抑郁作用和镇静作用更强，副作用相对较轻，主要副作用为口干、眩晕、视力模糊、嗜睡、便秘、体重增加，皮疹较为多见，心脏的毒性作用较小，偶有癫痫发作。目前卒中后患者一般不再选用杂环类抗抑郁药和单胺氧化酶抑制剂（苯已肼、异卡波肼）。临床抗抑郁首选5－羟色胺再摄取抑制剂，常用的有氟西汀、帕罗西汀、西酞普兰、舍曲林及氟伏沙明五种。

卒中后焦虑的药物治疗，传统的苯二氮卓类、三环类应用广泛且有效，但有许多不良反应。5－羟色胺再摄取抑制剂因为安全有效，已经成为间歇性焦虑发作的首选药物。

2. 针刺治疗

对于卒中后的情绪问题，中医辨证多为元神受损，肝郁气滞。治宜健脑调神，理气疏肝。常用的穴位有：大椎、四神聪、上星、鸠尾、悬钟、肝俞、太冲。

此外，还可以针刺耳穴：神门、脑点、肝、皮质下。或者在心经、肝经、脾经、任脉、督脉等经脉的穴位上注射当归注射液，或者苯巴比妥钠。

第五节　痉　挛

一、肌张力产生的机理及偏瘫痉挛的原因

人体要执行准确的随意运动，还必须维持正常的肌张力和姿势。牵张反射是产生和维持肌张力的基础反射，人体只有具备合适的肌张力才能维持一定的姿势。牵张反射是指当肌肉被动牵拉时引起梭内肌收缩，其传入冲动经后根进入脊髓，激动脊髓前角运动 α 神经元而使梭外肌收缩，肌张力增高。维持肌张力的初级中枢在脊髓，但又受到脊髓以上的中枢调节。脑部多个区域（如大脑皮质、前庭核、基底节、小脑和脑干网状结构等）可分别通过锥体束、前庭脊髓束或网状脊髓束等对牵张反射起着易化或抑制作用。锥体束和前庭脊髓束主要起易化作用，而网状脊髓束主要起抑制作用，从而形成一组随意肌调节的完善反馈系统，使各种随意运动执行自如。正常情况下，这种易化和抑制作用保持着平衡，维持正常的肌张力，脑卒中后脊髓以上中枢受到不同程度的破坏，抑制作用减弱；同时，由于没有及时进行良肢位的摆放，患侧肢体处于被动牵拉的体位而引起牵张反射活跃，导致脑休克期过后逐渐出现异常肌张力。偏瘫患者试图随意运动时异常肌张力出现，造成肌肉痉挛，不能按照自己的意愿完成运动，出现连带运动，甚至由于牵张反射亢进而出现痉挛状态。痉挛是上运动神经元损伤的表现之一，它包括肌张力增高、腱反射活跃、肌阵挛和反射性反应区域扩大，此外，还伴有原始低级反射的出现。痉挛被定义为速度依赖的紧张性牵张反射过度活跃，它是卒中后病人一个最重要的损害，由于挛缩限制了受累关节的活动或者出现疼痛，将会妨碍康复，而且可能限制了病人的恢复潜力。

近年来，国外有学者通过对痉挛和僵硬肌肉的研究认为肌肉纤维的变性是主要原因。总之，脑卒中后痉挛是否出现，出现在哪些

部位，除了与损伤的部位、范围、程度等直接相关外，外界的刺激也是一个重要的因素。同时，痉挛不可能作为单一的症状出现，除牵张反射活跃外，被动运动阻力增加，刻板的共同运动等都是痉挛的成分，实际上，脑卒中后痉挛的出现包含神经因素和非神经因素等复杂原因。

二、肌张力评价

1. 正常肌张力的特征

肌肉的外观应具有中等硬度和一定的弹性，保持特定的形态。肢体近端关节可以有效地进行主动肌与拮抗肌同时收缩，使关节固定，能够维持主动肌与拮抗肌之间的平衡，具有完成抗重力及外界阻力的运动能力，在需要的情况下，具有可以完成某肌群的协同运动，也可以完成某块肌肉独立运动功能的能力。被动运动时具有一定的弹性和轻度的抵抗，将肢体被动地放在空间的某一位置上，突然松手时，肢体有保持肢位不变的能力。

2. 肌张力降低时的特征

轻度降低时，肌张力低下，关节固定时主动肌与拮抗肌能够同时收缩；若将肢体放在可下垂的位置并放开时，肢体具有短暂的抗肢体重力的能力；肌力低下，不能完成功能性动作。

中到重度肌张力降低时，肌张力明显低下或消失，不能完成主动肌与拮抗肌的同时收缩；将肢体放在抗重力位并放开后，患肢迅速下落；稍有或者无克服重力进行移动的能力，不能完成功能动作。

3. 肌张力增高（痉挛）的特征

锥体束损害导致的肌张力增高表现为全关节活动范围中不均等的增高，如"折刀样"改变。锥体外系损害导致的肌张力增高表现为全关节活动范围中均等的增高，如"齿轮样"或"铅管样"改变。

轻度痉挛时，患者不能主动完成全关节活动范围的运动，主动肌与拮抗肌张力的均衡遭到破坏，选择性动作能力低下，精细动作不灵活或者不能完成，但是粗大运动可以正常协调地进行。检查时阻力并不高，通过被动运动可以诱发轻度的牵张反射，在全关节活动范围的后 1/4 处才出现抵抗力。

中度痉挛时，患者只能完成某些粗大运动，且转费力，同时伴有不协调的动作，主动肌与拮抗肌张力显著不平衡。检查时阻力明显升高，通过被动运动时出现中等强度的牵张反射，在全关节活动范围的后 1/2 处即出现抵抗力。

重度痉挛时，患者不能完成全关节活动范围的被动运动，严重者完全丧失主动动作。检查开始时就出现很强的牵张反射，在全关节活动范围的前 1/4 处，甚至全关节范围出现抵抗力。

三、脑卒中后痉挛的常用评定方法

脑卒中痉挛的评定方法主要有：改良 Ashworth 量表、临床痉挛指数、神经生理评定方法、生物力学评定方法、痉挛频率量表、股内收肌张力量表和 Tardieu 量表。临床康复中常用的是改良 Ashworth 量表（见第一章第三节）和临床痉挛指数。改良 Ashworth 量表能够定量评定痉挛的程度，但是忽略了与痉挛发生密切相关的腱反射和阵挛。临床痉挛指数由加拿大学者 Levin 和 Hui - Chan 在 20 世纪 90 年代提出，主要用于中枢神经损伤后下肢痉挛的评定。结果判定：0~9 分，轻度痉挛；10~12 分，中度痉挛；13~16 分，重度痉挛（表 4 - 4）。

表 4 - 4 临床痉挛指数

腱反射		肌张力		阵挛		总分
0 分	无反射	0 分	无阻力（软瘫）	1 分	无阵挛	
1 分	反射减弱	2 分	阻力降低（低张力）	2 分	阵挛 1~2 次	
2 分	反射正常	4 分	正常阻力	3 分	阵挛 2 次以上	
3 分	反射活跃	6 分	阻力轻到中度增大	4 分	阵挛持续超过 30 秒	
4 分	反射亢进	8 分	阻力重度增大			
得分		得分		得分		

四、痉挛对偏瘫康复的影响

痉挛对偏瘫康复的影响不能一概而论。对偏瘫患者来说，适度的痉挛可以延缓肌肉萎缩，促进血液回流，防止肢体水肿，预防深静脉血栓，防止骨质疏松，维持坐姿、转移、站立和行走。严重的痉挛则会阻碍随意运动的恢复及获得正常的运动模式，影响运动的协调性，导致关节挛缩和变形，阻碍日常生活能力的自理；个别患者还会因关节挛缩变形，造成局部卫生差，甚至皮肤破溃。

五、痉挛的治疗

1. 去除引起痉挛的原因

许多因素可以引起或者加重痉挛，如心理因素、疼痛、炎症、皮肤破溃、受凉等，临床中要注意这些可能的因素，并加以清除。

2. 抗痉挛肢位的运用

卧位时采用良肢位摆放；坐位时，两肩与躯干对称，躯干伸直，骨盆直立，上肢置于胸前的轮椅桌上；必要时加以抗痉挛支具。

3. 抑制痉挛常用的方法

（1）抗痉挛手法：拇指控制，即压鱼际肌→大拇指→四指。

（2）被动牵拉患侧上肢。

（3）患侧负重：目的是稳定关节，使肌张力正常化，提供本体感觉输入。

（4）肩胛向前伸，双侧同时向前。

（5）躯干旋转：向健侧推巴氏球，患侧腿不能动。

（6）正确的训练方案：完全被动运动→辅助主动运动（辅助量大）→辅助主动运动（辅助量小）→主动运动（姿势控制）→主动运动（随意运动）→输入正确的运动模式，禁止过力运动。

4. 抗痉挛药物

临床常用的口服抗痉挛药物有巴氯芬、替扎尼定、地西泮、丹曲林和乙哌立松，如果疗效不佳或者是痉挛状态则用肉毒素（BTX）注射疗法。口服药物方便，相对价格低廉，肉毒素注射疗效肯定，价格相对昂贵。

（1）五种口服抗痉挛药物的特征比较见表4-5。

表4-5　五种口服抗痉挛药物特征比较

药物	剂量	作用部位	副作用
巴氯芬	15mg/d，逐渐调增至80mg，要个体化	抑制脊髓天门冬氨酸、谷氨酸释放，降低单、多突触传导	头晕、嗜睡、恶心、口干
地西泮	开始时 4mg/d，最大 40mg/d	在脊髓水平增加突触前抑制，减少单、多触突传导	嗜睡、困倦、共济失调、依赖性、撤药综合征
丹曲林	20~50mg/d，最大 400~600mg/d	减少钙流穿越骨骼肌，肌质网使肌膜兴奋性降低和骨骼肌收缩	乏力、腹泻、恶心、头晕、肝损害，治疗剂量即有全身无力
替托尼定	由 4mg/d 开始，逐渐调量至24mg/d	具有对脊髓和超脊髓 α_2 肾上腺素触受体的协同作用，抑制天门冬氨酸释放	嗜睡、低血压、疲乏、直立性低血压
妙纳	500mg×3/d	抑制 γ-运动神经元的自发冲动，抑制肌梭传入冲动，使骨骼肌张力下降	肌肉过度松弛、胃病、恶心、厌食、嗜睡

（2）痉挛状态肉毒毒素（BTX）注射治疗：肉毒毒素是由革兰阳性厌氧细菌、肉毒梭菌产生的细菌外毒素，可分为 A~G 7 型，C型又分为 C_1 和 C_2 两个亚型。20 世纪 70 年代，在美国 BTX-A 即用于临床，1980 年 FDA 批准上市；我国兰州生物制品研究所研制成功的 CBTX-A（1993），1997 年已上市；在欧洲有不同效能的 BTX，即 B与 F 型。目前，国内制剂主要是兰州生物制品研究所研制的 CBTX-A（Chinese Botulinum Toxin Type A）针剂。

作用机制：该肉毒毒素经注射后进入细胞，其轻链（L）经由

锌 - 依赖 SNAP - 25（一种实触前膜蛋白）水解作用而阻止囊泡释放乙酰胆碱（Ach），从而达到化解痉挛的目的。BTX 对 Ach 量子性释放的阻滞作用可达数个月，注射后一般 72 小时起效，疗效维持 36 个月。

注射方法：用生理盐水将肉毒毒素（BTX - A）稀释为浓度 25～50U/ml，确定注射部位后常规消毒，将药液缓慢注射入肌肉内，每个部位约 1ml。注射剂量取决于痉挛肌肉的大小、痉挛的程度，一般每次剂量不超过 400U，两次间隔不超过 3 个月。

临床确定注射点的方法主要有两种：体表标志法和肌电定位法。体表标志法是指选取痉挛最明显肌肉的肌腹部位作为注射点；肌电定位法是指采用带有肌电图仪的专门的肉毒素注射针头，以最小的电流刺激，仍能看到靶肌肉收缩，就可在此点进行注射。

不良反应：可有出血、碰伤、肌肉疼痛、局部萎缩、流感样全身不适，发生率比较低，一般为可逆性。妊娠、喂乳、肌病、重症肌无力、服用氨基糖甙类药、感染、发炎或对该药过敏者均为禁忌证。血液病、不合作者，相对禁忌应用。

5. 其他抗痉挛方法

其他抗痉挛方法还有蜡疗、中药浸泡和针刺。①蜡疗是将医用石蜡熔化后，用刷子涂抹于患者痉挛的肢体，或者将熔化好的蜡块覆于痉挛的肢体上，每次 25～30 分钟，每日 1 次。②中药浸泡：将痉挛的肢体浸泡于熬制好的中药液中，每次 25～30 分钟，每日 1 次。中药以活血化瘀、消肿解痉为主，常用的中药有伸筋草 30g、透骨草 30g、王不留行 30g、鸡血藤 30g、木瓜 20g、红花 15g、艾叶 15g、防风 15g、川椒 20g、独活 20g、羌活 20g、桂枝 15g、桑枝 15g、桑寄生 30g。③针刺治疗对痉挛的作用报道较少，主要集中在"拮抗肌针刺法"（详见第二章第六节）。

第六节 肩部问题

一、肩部常见问题概述

脑卒中后肩部常见的问题主要有肩关节半脱位、肩手综合征和肩痛。这些问题都是影响上肢恢复的重要原因，三者的发病机制有相同的因素，也有各自的特点，康复训练方法各异，针刺治疗方法区别不大。

二、肩关节半脱位

脑卒中后肩关节半脱位主要发生在上肢弛缓性瘫痪时期。脑卒中后，肩关节周围肌肉的固定作用减弱或消失，由于肱骨头的 2/3 处于关节囊外，肩关节自身的稳定性差，加上患肢本身的重力作用，使肱骨头向下形成半脱位。据中国康复研究中心的资料显示，脑卒中后肩关节半脱位的发生率高达 78.3%，这可能与医护人员及患者家属早期主要关注生命抢救，未进行良肢位的摆放和保持有关，也与早期没有开展规范康复训练和家属护理中不恰当地牵拉有关。

1. 肩关节半脱位的临床表现及诊断

患侧肩胛带下降，肩胛骨下角的位置比健侧低；肩关节向下倾斜，坐位时肩峰与肱骨之间可触及凹陷。X 片上两侧肩正位片相比，上述间隙病侧比健侧大 10mm 以上，病侧肩正位片示肩峰与肱骨头之间的间隙 >14mm，结合临床即可诊断。

2. 肩关节半脱位的预防与治疗

（1）预防：从脑卒中发病开始，无论是卧位、坐位还是站位均应保持肩胛骨的正确位置。①卧位：垫高度适宜的软枕于肩背部，肩部保持前屈。②坐位：a. 床上坐位：患肢放于床前桌上，保持患肢前伸位；b. 轮椅坐位：患肢放于轮椅桌上，保持患肢前伸位。
③站位：使用三角巾将患肢悬挂于胸前。需要注意的是：当肩关节
周围的肌张力升高时，不宜继续用三角巾吊带固定，否则会加重上
肢屈肌的痉挛模式。

（2）康复训练方法：①肩胛骨的矫正：患者双手叉握，用健
手带动患手上举过头，治疗者辅助其将患手上举过头，让肩关节
承重病侧上肢的重量，有利于肩关节恢复到正常的位置。也可以
让患者坐位，上肢负重并向患侧倾斜。②刺激肩关节周围的固定
肌群：治疗者一手保持患者上肢前屈，另一手快速将肱骨头向上
推，诱发牵张反射，提高三角肌、冈上肌的活动性及肌张力。
③肩关节被动活动：在不引起肩关节疼痛的前提下，患者自己用
健侧肢体协助患肢，被动活动肩关节，也可以家属或者治疗者被
动活动肩关节。

三、肩手综合征

肩手综合征是指在原发病恢复期间，病侧上肢的手突然出现水
肿、疼痛及病侧肩疼痛，使手的运动功能受限，严重者可引起手指
变形，手的功能完全丧失。大多数资料显示，脑卒中后肩手综合征
的发生率在20%左右，最早出现在发病后3天，最迟在6个月后发
生。主要原因有：不注意良肢位摆放，长时间过度掌屈或者背屈腕
关节，导致静脉循环受阻或不畅；病侧手背上静脉输液诱发手背水
肿；颈交感神经不正常的功能状态。

1. 肩手综合征的临床表现及诊断

根据临床表现可以分为三期，诊断如下：

Ⅰ期：肩痛，活动受限，出现手腕、手指红肿痛，皮温上升，
手指多呈伸直位，屈曲时受限，被动屈曲时剧痛。X线显示：手与
肩部骨骼有脱钙表现。此期可持续3~6个月，以后或治愈或进入
Ⅱ期。

Ⅱ期：肩手肿胀和自发痛消失，手部肌肉出现显著的萎缩，手指活动日益受限。此期可持续3~6个月，治疗不当则进入第Ⅲ期。

Ⅲ期：手部皮肤肌肉萎缩明显，手指完全萎缩。X线显示：广泛骨腐蚀。无恢复希望。

2. 肩手综合征的预防与治疗

预防：保持良肢位，早期康复训练，患手不输液。

康复训练方法：

（1）向心性缠线压迫手指法：用1~2mm的线绳从远端向近端缠绕患手的每一手指及手掌，缠到腕关节为止，再一一解开绳，每天反复进行2~3次。

（2）冰水浸泡法：冰与水之比为2:1，患手浸泡在冰水中，浸泡的时间以患者能耐受的程度为准，每天反复进行2~3次。

（3）冷-温水交替浸泡法：准备10℃冷水、40℃温水，先用温水浸泡10分钟，再用冷水浸泡20分钟，偏瘫早期使用效果最佳。

（4）主动运动法：健手带动患手及患肢活动，仰卧位时上举患肢、患手；坐位时伸展患肢、患手；肌肉收缩可产生肌肉泵效应，促进静脉回流。

（5）被动运动法：家属或者治疗师被动活动肩关节、腕关节、手关节。注意：在无痛范围内活动，动作要轻柔。

四、肩痛

肩痛是脑卒中后偏瘫的常见并发症，影响患者的情绪及关节活动，给康复带来不良的影响。主要原因有：强行牵拉上肢，强行外展肩关节，为患者穿脱衣；在没有改变肩胛骨位置、肱骨无外旋的状态下进行肩部的被动活动；在上肢屈曲、没有充分伸直及肩胛骨不能旋转时，患者不正确地自行带动患肢运动，造成肌肉拉伤，甚至异位骨化。

1. 肩痛的临床表现及诊断

肩痛一般在活动时明显，休息时消失，个别患者不活动时也会出现疼痛，夜间尤其明显。

2. 肩痛的预防与治疗

（1）预防：消除可引起肩痛的因素，确保在正确的范围内、用正确的方法活动肩关节，避免易发生挛缩的肢位，在脑卒中早期即用正确的手法开始进行肩关节的被动活动，注意良肢位的摆放和保持。

（2）康复训练方法：发生肩痛后要尽早治疗，先活动肩胛胸壁关节，然后活动肩关节，要在无疼痛感范围内活动。指导患者按正确的方法做健侧上肢带动患侧上肢的运动，保持良好的肢位并按正确的方法做转移、穿衣动作及辅助步行。肩痛时取健侧卧位，避免肩部受压。肩痛较重时可以给予对症止痛或者封闭治疗。

五、肩部问题的针刺治疗及中药泡洗

1. 脑卒中后肩部问题的针刺治疗方法

首选肩部穴位，根据病变部位的经络循行配合远端穴位。主穴：肩三针（肩前、肩髃、肩髎）、肩贞、臂臑。配穴：曲池、外关、合谷、后溪。可以配合电针治疗，用疏波，电流以患者耐受为度，每次 30 分钟，每日 1 次。

2. 中药熏洗治疗肩手综合征

笔者临床常用的中药处方：透骨草 30g，穿山甲 30g，豨莶草 30g，急性子、片姜黄、三棱、莪术、汉防己、威灵仙各 15g，水煎取汁 500ml，熏洗患侧上肢，每次 30 分钟，每日 2 次，7 次为 1 疗程。

附录1　中国脑卒中康复治疗指南（简化版）

卒中的特点是高发病率、高致残率和高死亡率。中国每年新发卒中患者约200万人，其中70%~80%的卒中患者因为残疾不能独立生活。卒中康复是经循证医学证实的降低致残率最有效的方法，是卒中组织化管理中不可或缺的关键环节。现代康复理论和实践证明，卒中后进行有效的康复能够加速康复的进程，减轻功能上的残疾，节约社会资源。

中国现代康复医学始于20世纪80年代初，起步较晚，虽然近几年来发展较快，但由于我国经济和社会等原因，与西方国家相比还有较大的差距。国外研究证明，按照规范的康复治疗指南进行康复，能明显提高卒中的康复水平和康复质量。

本指南旨在根据卒中康复评定与治疗的最新循证医学进展，推荐临床评价和治疗的共识性意见。证据水平（A、B、C、D）和推荐强度（Ⅰ~Ⅳ级）参考了《中国急性缺血性卒中诊治指南》（2010年版）的相关标准。

一、卒中康复的管理

卒中康复的管理涉及多学科、多部门的合作，包括卒中的三级康复体系、公众健康教育、卒中的二级预防，还包括卒中的康复流程。

国家"十五"科技攻关课题"急性脑血管病三级康复网络的研究"表明，卒中的三级康复可以使患者获得更好的运动功能、日常生活活动（ADL）能力、生活质量及更少继发合并症，是我国现阶段适合推广的卒中康复治疗体系。"一级康复"是指患者早期在医院急诊室或神经内科的常规治疗及早期康复治疗；"二级康复"是指患者在康复病房或康复中心进行的康复治疗；"三级康复"是指在社区或在家中的继续康复治疗。

卒中单元（Stroke Unit）是卒中住院患者的组织化医疗管理模式。采取多学科、多专业人员的团队工作方式，强调早期康复治疗是其重要内容。卒中单元模式包括：急性期卒中单元（Acute Stroke Unit）、综合卒中单元、卒中康复单元（Rehabilitation Stroke Unit）等。系统评价已证实卒中单元可明显降低卒中患者的病死率和残疾率。

推荐意见：①建议各级医疗机构与卫生行政主管部门共同参与建立完整的卒中三级康复网络，卒中急性期患者应尽可能首先收入卒中单元进行治疗，再经过康复科或康复中心及社区康复，接受系统全面的康复治疗（Ⅰ级推荐，A级证据）。②卒中急性期患者入住综合医院神经内科或卒中单元后，应立即给予全面的身体状况和功能障碍评估，建议在发病或入院24小时内应用NIHSS评价卒中的缺损情况，并启动二级预防措施（Ⅰ级推荐，A级证据）。

二、卒中的功能障碍和康复治疗

（一）运动功能障碍的康复

1. 康复治疗开始时间和康复治疗强度

卒中早期康复一直是康复领域专家推崇的理念，早期开始的康复治疗应包括关节活动度练习和床上良肢位的保持和体位改变等，随后活动水平进一步增加，应当在药物治疗的同时进行康复训练，早期运动还应当包括鼓励患者重新开始与外界交流。有关卒中后康复训练的强度和持续时间的研究很多，但是，众多研究的异质性和康复干预的内容界定不统一。Karge 和 Smallfied 认为，在一定范围内，相对增加训练强度可提高训练效果，但要考虑患者的安全性。

推荐意见：①卒中患者病情稳定（生命体征稳定，症状、体征不再进展）后应尽早介入康复治疗（Ⅰ级推荐）。②卒中患者的康复训练强度要考虑到患者的体力、耐力和心肺功能情况，在条件许可的情况下，适当增加训练强度是有益的（Ⅱ级推荐，B级证据）。

2. 肌力训练

肌肉无力是卒中后常见的损害，卒中患者的下肢肌力变化与步行速度是相关的，然而，长期以来的神经促通技术经常强调对于痉挛的控制而忽视了潜在的肌肉无力，近期的一些研究证实了肌力强化训练对卒中患者运动功能恢复的积极作用。Morris等通过给予卒中患者高强度渐进式的抗阻训练，证明能够明显提高患者患侧和健侧的下肢髋膝力量和运动功能；Glanz等通过Meta分析证明了功能电刺激提高卒中患者肌力、改善功能方面的作用。

推荐意见：对于卒中肌力差的患者，在康复过程中针对相应的肌肉给予以下康复训练方法：①适当的渐进式抗阻训练进行肌力强化训练（Ⅱ级推荐，B级证据）。②肌电生物反馈疗法结合常规康复治疗（Ⅱ级推荐，B级证据）。③功能电刺激治疗（Ⅰ级推荐，A级证据）。

3. 痉挛的防治

痉挛是速度依赖的紧张性牵张反射过度活跃，是卒中后患者一个最重要的障碍。痉挛的防治是卒中康复治疗的一个重要内容。

痉挛的治疗决策要以提高功能为目的，同时要考虑痉挛是局部性的还是全身性的，治疗方法是有创的还是无创的。典型的治疗痉挛的方法是阶梯式的。抗痉挛体位摆放、被动伸展和关节活动度训练可以缓解痉挛，痉挛训练应该每天做数次。其他痉挛矫正方法还包括夹板疗法、连续性塑形或手术纠正。有多个RCT研究都支持使用肉毒毒素注射治疗选择性卒中后局部痉挛的患者。

推荐意见：①痉挛的治疗应该是阶梯式的，由最开始的最小侵入式疗法，逐渐过渡到更多侵入式疗法（Ⅰ级推荐，B级证据）。②治疗痉挛首选无创的治疗方法，如抗痉挛肢位的摆放、关节活动度训练、痉挛肌肉的牵拉和伸展、夹板疗法等治疗方法（Ⅱ级推荐，B级证据）。③运动功能训练疗效不好，特别是全身性肌肉痉挛的患者，建议使用口服抗痉挛药物（如巴氯芬、替扎尼定等）治疗（Ⅱ级推荐，B级证据）。④对局部肌肉痉挛影响功能和护理的患者，建议使用肉毒毒素局部注射治疗，以缓解痉挛（Ⅰ级推荐，A级证据）。⑤对以下肢为主的难治性肌肉痉挛患者，在条件允许的情况下，可以试用鞘内注射巴氯芬（Ⅱ级推荐，B级证据）；选择性脊神经后根切断术或者破坏背根入口区等（Ⅲ级推荐，C级证据）。

4. 运动功能障碍的康复训练方法

运动功能的康复训练方法包括传统的肌力增强训练、关节活动度训练、神经生理学方法（如Bobath方法、本体感觉性神经肌肉促进法等），以及新兴的康复训练技术，如强制性运动疗法（Constraint Induced Movement Therapy，CIMT）、减重步行训练、运动再学习方案等。各种方案都有其理论基础和临床应用实践，并且都有其侧重点和优缺点。在治疗卒中运动功能障碍方面，没有证据表明任何一种康复治疗方法优于其他方法，治疗师可以根据各自掌握的理论体系和患者具体的功能障碍特点，以具体任务为方向，综合实施康复治疗方案。

CIMT通过限制健侧上肢，达到集中强制使用和强化训练患肢的目的。美国EXCITE多中心、前瞻性临床试验结果证明，经过2周的强化训练，能明显提高卒中后3~9个月轻到中度障碍患者的上肢运动功能和生活质量。

减重步行训练（Body Weight Support Treadmill Gaittraining）通过支持一部分的体重而使下肢负重减轻，为双下肢提供了对称的重量转移，使患肢尽早负重，并重复练习完整的步态循环，延长患肢支撑期，同时增加训练的安全性。

运动再学习方案（Motor Relearning Progrmme）于 20 世纪 80 年代由澳大利亚学者 Janef H. Carr 等提出，其理论基础是生物力学、运动生理学、神经心理学。在促进卒中后运动功能障碍的恢复训练方面，该方法显示出一定的潜力。

推荐意见：①建议根据卒中患者具体的功能障碍特点，综合应用上述多种理论和技术，制订个体化的治疗方案来提高康复治疗效果（Ⅱ级推荐，B 级证据）；建议以具体任务为方向的训练手段，提高实际的功能和能力（Ⅱ级推荐，B 级证据）。②功能电刺激和常规训练相结合可以更好地改善上肢的运动功能和步行能力（Ⅱ级推荐，B 级证据）。③符合 CIMT 基本标准的亚急性期和慢性期卒中偏瘫患者，推荐使用标准的 CIMT 治疗方案（Ⅰ级推荐，A 级证据）。④推荐减重步行训练用于卒中 3 个月后轻到中度步行障碍的患者，可以作为传统康复治疗的一个辅助方法（Ⅰ级推荐，A 级证据）。卒中早期病情稳定，步行能力轻到中度障碍的患者，在严密观察的情况下，可以将减重步行训练作为传统治疗的一个辅助方法（Ⅱ级推荐，B 级证据）。⑤有条件的机构可以在卒中早期阶段应用运动再学习方案来促进卒中后运动功能的恢复（Ⅰ级推荐，A 级证据）。

（二）感觉障碍的康复

卒中后常导致偏身感觉障碍，其中触觉和本体感觉是进行运动的前提，它对躯体的协调、平衡及运动功能有明显的影响。

推荐意见：①感觉障碍患者可采用特定感觉训练和感觉关联性训练，以提高其触觉和肌肉运动知觉等感觉能力（Ⅱ级推荐，B 级证据）。②采用经皮电刺激联合常规治疗可以提高感觉障碍患者的感觉能力（Ⅱ级推荐，B 级证据）。

（三）认知障碍和情绪障碍的康复

卒中后认知障碍或卒中后痴呆主要表现为结构和视空间功能、记忆力、执行功能、定向力、注意力障碍等。

认知功能检测常用的筛查量表有：简易精神状态检查（MMSE）、蒙特利尔认知评估量表（MoCA）、长谷川痴呆量表（Hasegawa Dementia Scale，HDS）、韦氏成人智力量表（WAIS）。研究表明，乙酰胆碱酯酶抑制剂可改善认知功能和整个脑功能。系统分析和 RCT 发现，尼莫地平能改善卒中后血管性认知功能，降低患者心脑血管事件的发生率。

卒中后抑郁（Post – Stroke Depression）是卒中后以持续情感低落、兴趣减退为主要特征的心境障碍（Mood Disorder），总体发生率高达40% ~50%，其中约15%为重度抑郁，可伴严重自杀倾向甚至自杀行为。出现卒中后抑郁或情绪不稳的患者，可以使用选择性5 – 羟色胺再摄取抑制剂等抗抑郁治疗或心理治疗。

推荐意见：①建议应用 MMSE、MoCA、HDS 和 WAIS 进行认知功能评定（Ⅱ级推荐，B 级证据）。②建议应用乙酰胆碱酯酶抑制剂来改善卒中后认知功能（Ⅰ级推荐，A 级证据）；应用钙拮抗剂尼莫地平来治疗卒中后血管性认知障碍（Ⅰ级推荐，A 级证据）。③建议应用汉密尔顿焦虑量表（HAMA）、抑郁量表（HAMD）进行卒中后焦虑抑郁筛查，出现卒中后抑郁或情绪不稳的患者可以使用选择性5 – 羟色胺再摄取抑制剂等抗抑郁治疗或心理治疗（Ⅰ级推荐，A 级证据）。

（四）语言和交流障碍的康复

卒中后最常见的交流障碍是失语和构音障碍，语言治疗的目标是：①促进交流的恢复。②帮助患者制订交流障碍的代偿方法。③教育患者周围的人们，以促进交流、减少孤立和满足患者的愿望和需求。

　　失语患者何时开始治疗、治疗的强度如何、何种治疗方法可使患者从中获益，目前还不肯定。Meta 分析包括在不同恢复阶段的失语患者治疗效果的观察性和类试验性研究，结果显示早期开展治疗更加有效。一项 RCT 研究证实，高强度的治疗似乎比低强度的治疗更有效。

　　针对某项缺损进行治疗或者最大化地保存残存功能，可改善患者的语言能力，例如强制性疗法、语音治疗和语义治疗或使用手势语。有文献论述了语言产生涉及的各个方面，包括发音、呼吸、韵律、发音运动和共振等。并对干预方法进行了介绍，包括肌肉功能的刺激（口部肌肉系统的训练、生物反馈或热刺激），增强和替换交流系统，人工发音器官辅助装置（如腭托），代偿措施（如减慢语速），或者使用一些方法帮助听者翻译构音障碍患者的语言。

　　推荐意见：①建议由言语治疗师对存在交流障碍的卒中患者从听、说、读、写、复述等几个方面进行评价，给予针对语音和语义障碍的治疗（Ⅱ级推荐，C 级证据）。②建议卒中后失语症患者早期进行康复训练，并适当增加训练强度（Ⅰ级推荐，A 级证据）；集中强制性语言训练有助于以运动性失语为主的语言功能恢复（Ⅱ级推荐，B 级证据）。③对构音障碍的卒中患者建议采用生物反馈和扩音器提高语音和改变强度，使用腭托代偿腭咽闭合不全，应用降低语速、用力发音、手势语等方法（Ⅲ级推荐，C 级证据）。④对严重构音障碍的患者可以采用增强和代偿性交流系统来提高交流能力（Ⅲ级推荐，C 级证据）。

（五）吞咽障碍

　　吞咽障碍是卒中患者的常见症状，其发生率为 22% ~ 65%。吞咽功能减退可造成误吸、支气管痉挛、气道阻塞、窒息以及脱水、营养不良，卒中后误吸可能与进展为肺炎的高危险性有关。饮水试验是较常用于临床筛查的方法，文献报道，饮水试验预测误吸的敏感度 > 70%，特异度为 22% ~ 66%。电视 X 线透视吞咽检查

（Videofluomseopie Swallowingstudy）是评价吞咽功能的金标准。

吞咽障碍的治疗与管理的最终目的是使患者能够安全、充分、独立地摄取足够的营养及水分。吞咽障碍代偿性的治疗方法包括姿势的改变、提高感觉输入、吞咽调动（对吞咽的选择性部分的主动控制）、主动练习计划或者食谱的调整，还包括不经口进食、心理支持、护理干预等。Mepani 等对 Shaker 法进行小规模 RCT，治疗组的吞咽功能得到了明显改善。我国最新制定的"神经系统疾病肠内营养支持适应证共识"（2011 版）中提出，卒中和颅脑外伤伴吞咽障碍患者推荐肠内营养支持，发病早期尽早开始喂养，短期（4 周内）采用鼻胃管或鼻肠管喂养，鼻肠管适用于有反流或误吸高风险的患者。在有条件的情况下，需长期营养者（4 周后）采用经皮内镜下胃造瘘（Percutaneous Endoscopic Gaatrostomy）喂养。

推荐意见：①建议由治疗师对所有卒中患者尽早完成标准的吞咽功能临床床旁评价（Ⅰ级推荐）。②饮水试验可以作为卒中患者误吸危险的筛选方法之一，有阳性临床检查结果的患者使用电视 X 线透视吞咽功能检查进一步筛选（Ⅱ级推荐，B 级证据）。③对有吞咽障碍的患者建议应用"Shaker"疗法、热触觉刺激、神经肌肉电刺激等方法进行吞咽功能训练（Ⅱ级推荐，B 级证据）。④吞咽评估之后可以采用食物性状改变和代偿性进食方法（如姿势和手法等）改善患者的营养（Ⅲ级推荐，C 级证据）。⑤对不能经口维持足够的营养和水分者，应考虑肠内营养，短期（4 周内）可采用鼻胃管，不能耐受鼻胃管或有反流或误吸高风险的患者可选择鼻肠管喂养。需长期胃肠营养者（>4 周）建议给予经皮内镜下胃造瘘喂养。需要长期管饲者，应该定期评估营养状态和吞咽功能（Ⅰ级推荐）。

（六）尿便障碍的康复

大多数中到重度的卒中患者在发病时即出现排尿和排便障碍，对于尿和便问题的管理应被看作患者康复的一个基础组成部分，因为它们会严重妨碍其他方面的进步。卒中患者在急性期放置尿管便于液体的管理，防止尿潴留，并且减少皮肤的破溃，但是，卒中后使用弗雷尿管超过48小时将增加尿道感染的危险性。大便失禁也会在大部分卒中患者中发生，持续的大便失禁被认为是预后不良的指征。卒中后便秘和排泄物梗阻要比失禁更为常见，管理的目标是保证合适的液体、容量和纤维的摄入，有助于患者建立一个规律的如厕时间。

推荐意见：①急性卒中患者应常规进行膀胱功能评价，卒中后尿流动力学检查是膀胱功能评价的方法之一（Ⅱ级推荐，B级证据）。②使用弗雷尿管超过48小时将增加尿道感染的危险性，建议尽早拔除（Ⅱ级推荐，B级证据）；如需要继续使用导尿管，推荐使用有抗菌作用的导尿管，如银合金涂层导尿管，而且应尽早拔除（Ⅱ级推荐，B级证据）。③建议为尿便障碍的患者制订和执行膀胱、肠道训练计划（Ⅲ级推荐，C级证据）。

三、卒中后继发障碍的康复

卒中患者由于疾病造成的活动受限及在治疗中的废用、误用，可引起多种继发障碍，长期卧床、制动、护理不当会引起骨质疏松、压疮、关节挛缩等，肩痛、肩手综合征、肩关节半脱位也是卒中患者常见的继发障碍，会给患者造成不必要的痛苦，延缓康复的过程，降低康复的效果。

肩痛是卒中患者常见的并发症之一，发生率为5%~84%。卒中后肩痛有很多原因，不适当的肩关节运动会加重损伤和肩痛，如拖曳、双手做高过头的滑轮样动作进行肩关节运动，会造成过度的肩部屈曲外展，损伤局部关节囊和韧带而致肩痛。肩手综合征是特殊类型的肩痛，又称反射性交感神经营养障碍，表现为肩、手部疼痛性运动障碍、肿胀，后期出现营养不良性改变、肌肉萎缩、关节挛缩变形、皮肤色素沉着等。研究表明，经皮神经肌肉电刺激、肩关节的保护和运动、外用加压装置改善循环、A 型肉毒毒素局部注射等措施可减轻肩痛。

卒中患者肩关节半脱位的发生率为 17% ~ 81%，多数在发病 3 个月内出现。主要由于早期肩关节周围肌肉张力下降、关节囊松弛等肩关节锁定机制紊乱，卧床体位不当、直立位时缺乏支持及不适当的牵拉上肢等原因造成，故预防肩关节半脱位十分重要。一旦发生肩关节半脱位，其处理策略是防止进一步恶化，肩关节局部支撑装置、经皮电刺激、持续肩关节位置保持训练等方法有利于肩关节半脱位的预防和治疗。

推荐意见：①建议卒中患者早期加强皮肤监测和护理、床边关节活动度训练、定时体位转移训练，尽早下床以预防骨质疏松、关节挛缩和压疮等（Ⅰ级推荐）。对已发生关节挛缩的患者采用牵拉和应用支具扩大关节活动度（Ⅱ级推荐，B 级证据）。②卒中早期肩关节避免用力牵拉、局部经皮电刺激、持续肩关节活动范围训练、保护肩关节等措施来预防和治疗肩痛和肩关节半脱位（Ⅱ级推荐，B 级证据）。③应避免过度做肩部屈曲外展运动和做双手高举过头的滑轮样动作进行肩关节运动，防止不可控制的肩部外展而致肩痛（Ⅰ级推荐）。④对于存在上肢痉挛的肩痛患者，应用 A 型肉毒毒素可减轻肩痛（Ⅱ级推荐，B 级证据）。⑤对肩手综合征的患者，建议抬高患肢配合被动活动；对于手肿胀明显的患者，利用外用加压装置，有利于减轻肢体末端肿胀（Ⅲ级推荐，C 级证据）。⑥对于肩关节半脱位的患者，建议使用牢固的支撑装置防止恶化（Ⅲ级推荐，C 级证据）；持续肩关节位置保持训练，可以改善肩关节半脱位（Ⅱ级推荐，B 级证据）。

四、日常生活能力和生活质量的康复

ADL 是指人们在日常生活中进行的各项活动，分为基本 ADL 与工具性或扩展性 ADL。常用的 ADL 量表评价方法有 Barthel 指数或改良 Barthel 指数、功能独立性测量（Functional Independence Measurement）等。工具性 ADL 评定量表有 Frenchay 活动指数、功能活动性问卷等。提高卒中后 ADL 是卒中康复最重要的目标之一。

多数研究认为，卒中后患者的生活质量均有不同程度的下降，而影响卒中患者生存质量的因素有性别、发病年龄、发病部位、卒中类型（出血或缺血）、神经功能缺损、社会心理障碍、精神状态、经济条件、各种治疗干预措施、康复、护理应用等。经相关分析发现，家人对偏瘫患者的关心程度和健康变化状况对生活质量的影响有显著意义。加强卒中及其有关疾病尤其是偏瘫的治疗和康复护理，改善患者的躯体功能，鼓励家属给予更多的关心和支持，是促进卒中患者早日康复的重要保证。

推荐意见：①建议使用 Barthel 指数及改良 Barthel 指数评定卒中患者的 ADL 能力（Ⅰ级推荐，A 级证据）。②ADL 能力欠缺的患者应该接受作业治疗或者多学科参与的针对 ADL 能力的干预方法（Ⅰ级证据，A 级推荐）。③卒中后的功能能力是影响卒中患者生活质量的重要因素，建议卒中患者进行持续的功能锻炼，以提高生活质量（Ⅱ级推荐，B 级证据）。④建议家属给予卒中患者更多的关心和支持，加强康复护理，以提高患者的生活质量（Ⅱ级推荐，B 级证据）。

五、其他康复措施

（一）康复工程和手术矫形

矫形器（Orthosis）是以减轻肢体运动功能障碍为目的的一种体外装置。其基本作用原理可概括为：稳定与支持、固定与保护、预防与矫正畸形、减轻轴向承重、改进功能。矫形器治疗主要适用于以下情况：①各种原因引起的肢体无力。②抑制站立、行走中的肌肉痉挛。③预防和矫正由于肌无力、关节运动肌力不平衡而引起的关节畸形。④代偿失去的肢体功能。

卒中患者经过正规的康复治疗后，仍然会遗留有不同程度的四肢畸形和功能障碍，病程 1 年以上的关节畸形与功能障碍，严重影响患者的 ADL 与生活质量时，应该考虑外科手术介入，手术应以功能活动需要为出发点。

推荐意见：①使用各种固定性手矫形器或腕手矫形器可以预防由于肌力不平衡引起的屈指、拇指内收、屈腕等畸形，手指屈肌痉挛严重时可使用分指板（Ⅱ级证据，B 级推荐）。②为配合早期功能康复训练，可使用通用型 AFO 矫形器，中、重度小腿三头肌痉挛可使用踝铰链双向可调式 AFO（Ⅱ级证据，B 级推荐）。③功能重建手术应慎用，应以功能活动需要为出发点（Ⅰ级推荐）。

（二）中医在卒中后康复中的应用

由于中医的特殊理论体系，目前国际上普遍接受的循证医学理论不完全适合用作标准的评价方法来衡量中医治疗的疗效。因此，在临床应用时，应以实用性为原则，采用因人制宜的方法，中医在卒中康复中的应用需要继续探索。中医结合现代康复方法治疗卒中是普遍接受的观点，针灸在治疗偏瘫、吞咽障碍、失语症等方面有一定的治疗效果。

推荐意见：①卒中康复过程中，可以在现代康复医学的基础上结合传统中医疗法（Ⅰ级推荐）。②针灸在卒中迟缓性瘫痪期能加速肢体的恢复过程，提高运动功能（Ⅱ级推荐，B 级证据）；对肢体痉挛严重的患者，建议给予按摩治疗，以消除疲劳，缓解肌张力（Ⅲ级推荐，C 级证据）。③建议对延髓麻痹的患者给予针灸治疗（Ⅱ级推荐，B 级证据）。

附录2 针灸技术操作规范第2部分：头针

中华人民共和国国家标准（GB/T 21709.2 – 2008）

1 范围

GB/T 21709 的本部分规定了头针的术语和定义、操作步骤与要求、操作方法、注意事项与禁忌。本部分适用于头针技术操作。

2 术语和定义

下列术语和定义适用于 GB/T 21709 的本部分。

2.1 头针（Scalp Acupuncture）

在头皮特定部位针刺的治疗方法，又称头皮针。

2.2 平刺法（Transverse Needling）

进针时，针体和头皮穴线皮肤呈 15°角左右刺入的刺法，又称沿皮刺或横刺法。

3 操作步骤与要求

3.1 施术前准备

3.1.1 针具选择

应根据病情和操作部位选择不同型号的毫针。应选择针身光滑、无锈蚀和折痕、针柄牢固、针尖锐利、无倒钩的针具。

3.1.2 穴线选择

应根据疾病选用不同的头针穴线治疗，头针穴线定位、主治参见附录 A。

3.1.3 体位选择

应选择患者舒适、医者便于操作的治疗体位。

3.1.4 环境要求

应注意环境的清洁卫生，避免污染。

3.1.5 消毒

3.1.5.1 针具消毒

应选择高压消毒法。宜选择一次性毫针。

3.1.5.2 部位消毒

应选用75%乙醇的棉球或棉签在施术部位由中心向外环擦拭。

3.1.5.3 术者消毒

医者双手应用肥皂水清洗干净，再用75%乙醇消毒棉球擦拭。

3.2 施术方法

3.2.1 进针角度

一般宜在针体与皮肤呈30°角左右进针，然后平刺进入穴线内。

3.2.2 快速进针

将针迅速刺入皮下，当针尖达到帽状腱膜下层时，指下感到阻力减小，然后使针与头皮平行，根据不同的穴线刺入不同的深度。

3.2.3 进针深度

进针深度宜根据患者的具体情况和处方要求而决定。一般情况下，针刺入帽状腱膜下层后，使针体平卧，进针3cm左右为宜。

3.2.4 行针

3.2.4.1 捻转

在针体进入帽状腱膜下层后，术者肩、肘、腕关节和拇指固定不动，以保持毫针相对固定。食指第一、二节呈半屈曲状，用食指第一节的桡侧面与拇指第一节的掌侧面持住针柄，然后食指掌指关节做伸屈运动，使针体快速旋转，要求捻转频率在200次/分钟左右，持续2~3分钟。

3.2.4.2 提插

手持毫针沿皮刺入帽状腱膜下层，将针向内推进3cm左右，保持针体平卧，用拇、食指紧捏针柄进行提插，指力应均匀一致，幅度不宜过大，如此反复操作，持续3～5分钟。提插的幅度与频率视患者的病情而定。

3.2.4.3 弹拨针柄

在头针留针期间，可用手指弹拨针柄，用力宜适度，速度不宜过快。一般用于不宜过强刺激的患者。

3.2.5 留针

3.2.5.1 静留针

在留针期间不再施行任何针刺手法，让针体安静而自然地留置在头皮内。一般情况下，头针的留针时间宜在15～30分钟。如症状严重、病情复杂、病程较长者，可留针2小时以上。

3.2.5.2 动留针

在留针期间，间歇重复施行相应手法，以加强刺激，在较短时间内获得即时疗效。一般情况下，留针时间宜在15～30分钟内，间歇行针2～3次，每次2分钟左右。

3.2.6 出针

先缓慢出针至皮下，然后迅速拔出，拔针后必须用消毒干棉球按压针孔，以防出血。

3.2.7 施术异常情况的处理

头针施术过程或施术后，如出现晕针、滞针、弯针、断针或血肿时，附录B给出了具体的处理方法。

4 注意事项

4.1 留针应注意安全，针体应稍露出头皮，不宜碰触留置在头皮下的毫针，以免折针、弯针。如局部不适，可稍稍退出0.1～0.2寸。对有严重心脑血管疾病而需要长期留针者，应加强监护，以免发生意外。

4.2 对精神紧张、过饱、过饥者应慎用，不宜采取强刺激手法。

4.3 头发较密部位常易遗忘所刺入的毫针，起针时需反复检查。

4.4 头针长时间留针，并不影响肢体活动，在留针期间可嘱患者配合运动，有提高临床疗效的作用。

5 禁忌

5.1 囟门和骨缝尚未骨化的婴儿。

5.2 头部颅骨缺损处或开放性脑损伤部位，头部有严重感染、溃疡、瘢痕者。

5.3 患有严重心脏病、重度糖尿病、重度贫血、急性炎症和心力衰竭者。

5.4 中风患者，急性期如因脑血管意外而引起昏迷、血压过高时，暂不宜用头针治疗，须待血压和病情稳定后方可做头针治疗。

附录 A（资料性附录）

头针穴名国际标准化方案

A.1 头针穴名

A.1.1 MS 1 Ezhongxian 额中线

Middle Line of Forehead, 1 cun long from Shenting（DU24）straight downward along the meridian.

A.1.2 MS 2 Epangxian Ⅰ 额旁1线

Line 1 Lateral to Forehead, 1 cun long from Meichong（BL3）straight downward along the meridian.

A. 1. 3　MS 3 Epangxian Ⅱ 额旁 2 线

Line 2 Lateral to Forehead, 1 cun long from Toulinqi（GB15）straight downward along the meridian.

A. 1. 4　MS 4 Epangxian Ⅲ 额旁 3 线

Line 3 Lateral to Forehead, 1 cun long from the point 0. 75 cun medial to Touwei（ST8）straight downward.

A. 1. 5　MS 5 Dingzhongxian 顶中线

Middle Line of Vertex, from Baihui（DU20）to Qianding（DU21）along the midline of head.

A. 1. 6　MS 6 Dingnie Qianxiexian 顶颞前斜线

Anterior Oblique Line of Vertex – Temporal, from Qianding （DU21） obliquely to Xuanli（GB6）.

A. 1. 7　MS 7 Dingnie Houxiexian 顶颞后斜线

Posterior Oblique Line of Vertex – Temporal, from Baihui（DU20）obliquely to Qubin（GB7）.

A. 1. 8　MS 8 Dingpangxian Ⅰ 顶旁 1 线

Line 1 Lateral to Vertex, 1. 5 cun long lateral to middleline of vertex, 1. 5 cun long from Chengguang（BL6）backward along the meridian.

A. 1. 9　MS 9 Ding pangxian Ⅱ 顶旁 2 线

Line 2 Lateral to Vertex, 2. 25 cun lateral to middle line of vertex, 1. 5 cun long from Zhengying（GB17）backward along the meridian.

A. 1. 10　MS 10 Nieqianxian 颞前线

Anterior Temporal Line, from Hanyan（GB4）to Xuanli（GB6）.

A. 1. 11　MS 11 Niehouxian 颞后线

Posterior Temporal Line, from Shuaigu（GB8）to Qubin（GB7）.

A. 1. 12　MS 12 Zhenshang Zhengzhongxian 枕上正中线

Upper – Middle Line of Occiput, from Qiangjian（DU18）to Naohu（DU17）.

A.1.13　MS 13 Zhenshang Pangxian 枕上旁线

Upper – Lateral Line of occiput, 0.5 cun latera land parallel to Up-per – Middle Line of Occiput.

A.1.14　MS 14 Zhenxia Pangxian 枕下旁线

Lower – Lateral Line of Occiput, 2 cun long from Yuzhen（BL9）straight downward.

A.2　定位与主治

A.2.1　额区（参见图 A.1）

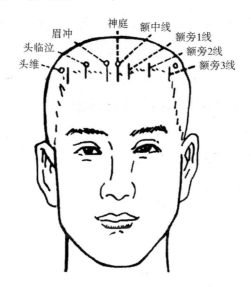

图 A.1　头正面头针穴线图示

A.2.1.1　额中线

定位：在额部正中，前发际上、下各 0.5 寸，即自神庭穴（DU24）向下针 1 寸，属督脉。

主治：头痛、强笑、自哭、失眠、健忘、多梦、癫狂痫、鼻病等。

A.2.1.2　额旁 1 线

定位：在额部，额中线外侧直对目内眦角，发际上、下各半寸，即自眉冲穴（BL3）沿经向下刺1寸，属足太阳膀胱经。

主治：冠心病、心绞痛、支气管哮喘、支气管炎、失眠等上焦病症。

A.2.1.3 额旁2线

定位：在额部，额旁1线的外侧，直对瞳孔，发际上、下各半寸，即自头临泣（GB15）向下针1寸，属足少阳胆经。

主治：急慢性胃炎、胃及十二指肠溃疡、肝胆疾病等中焦病症。

A.2.1.4 额旁3线

定位：在额部，额旁2线的外侧，自头维穴（ST8）的内侧0.75寸处，发际上、下各0.5寸，共1寸，属足少阳胆经与足阳明胃经之间。

主治：功能性子宫出血、阳痿、遗精、子宫脱垂、尿频、尿急等下焦病症。

A.2.2 顶区（参见图A.2）

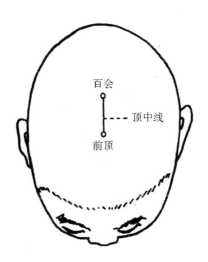

图A.2 头顶头针穴线图示

A. 2. 2. 1 顶中线

定位：在头顶正中线上，自百会穴（DU20）向前1.5寸至前顶穴（DU21），属督脉。

主治：腰腿足病症（如瘫痪、麻木、疼痛）、皮层性多尿、小儿夜尿、脱肛、胃下垂、子宫脱垂、高血压、头顶痛等。

A. 2. 2. 2 顶颞前斜线

定位：在头部侧面，从前顶穴（DU21）至悬厘穴（GB6）的连线，此线斜穿足太阳膀胱经、足少阳胆经。

主治：对侧肢体中枢性运动功能障碍。将全线5等分，上1/5治疗对侧下肢中枢性瘫痪；中2/5治疗对侧上肢中枢性瘫痪；下2/5治疗对侧中枢性面瘫、运动性失语、流涎、脑动脉硬化等。

A. 2. 2. 3 顶颞后斜线

定位：在头部侧面，从百会穴（DU20）至曲鬓穴（GB7）的连线。此线斜穿督脉、足太阳膀胱经和足少阳胆经。

主治：对侧肢体中枢性感觉障碍。将全线5等分，上1/5治疗对侧下肢感觉异常；中2/5治疗对侧上肢感觉异常；下2/5治疗对侧头面部感觉异常。

A. 2. 2. 4 顶旁1线

定位：在头顶部，顶中线左、右各旁开1.5寸的两条平行线，自承光穴（BL6）起向后针1.5寸，属足太阳膀胱经。

主治：腰腿足病症，如瘫痪、麻木、疼痛等。

A. 2. 2. 5 顶旁2线

定位：在头顶部，顶旁1线的外侧，两线相距0.75寸，距正中线2.25寸，自正营穴（GB17）起沿经线向后针1.5寸，属足少阳胆经。

主治：肩、臂、手病症，如瘫痪、麻木、疼痛等。

A.2.3 颞区（参见图 A.3、图 A.4）

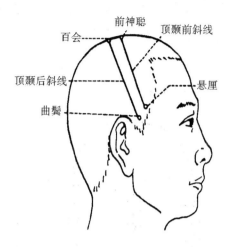

图 A.3 头侧面头针穴线图示（一）

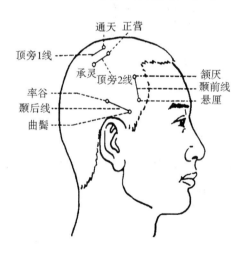

图 A.4 头侧面头针穴线图示（二）

A.2.3.1 颞前线

定位：在头部侧面，颞部两鬓内，从额角下部向前发际处额厌穴（GB4）到悬厘穴（GB7），属足少阳胆经。

主治：偏头痛、运动性失语、周围性面神经麻痹及口腔疾病等。

A.2.3.2 颞后线

定位：在头部侧面，颞部耳上方，耳尖直上，自率谷穴（GB8）到曲鬓穴（GB7），属足少阳胆经。

主治：偏头痛、眩晕、耳聋、耳鸣等。

A.2.4 枕区（参见图 A.5）

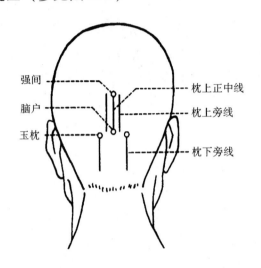

图 A.5 头后面头针穴线图示

A.2.4.1 枕上正中线

定位：在枕部，枕外粗隆上方正中的垂直线。自强间穴（DU18）至脑户穴（DU17），属督脉。

主治：眼病。

A.2.4.2 枕上旁线

定位：在枕部，枕上正中线平行向外0.5寸。

主治：皮层性视力障碍、白内障、近视眼、目赤肿痛等眼病。

A.2.4.3 枕下旁线

定位：在枕部，从膀胱经玉枕穴（BL9）向下引一直线，长2寸，属足太阳膀胱经。

主治：小脑疾病引起的平衡障碍、后头痛、腰背两侧痛。

附录 B（规范性附录）

头针异常情况的处理和预防

B.1　晕针

B.1.1　临床表现：在头针操作的过程中，患者突然出现精神疲倦，头晕目眩，面色苍白，恶心欲吐，多汗，心慌，四肢发冷，血压下降，脉象沉细，或神志昏迷，扑倒在地，唇甲青紫，二便失禁，脉微细欲绝。

B.1.2　处理方法：应立即停止针刺，将针全部起出。使患者平卧，注意保暖，轻者仰卧片刻，给予温开水或糖水，即可恢复。重者在上述处理的基础上，可刺水沟、内关、足三里，灸百会、关元、气海等穴，即可恢复。若仍不省人事、呼吸微弱者，可考虑配合其他治疗，采用急救措施。

B.1.3　预防措施

B.1.3.1　对初诊患者要详细询问是否做过针刺治疗，有无晕针史，仔细审察体质强弱，预先做好有关治疗的解释工作。对不愿进行头针治疗者，绝不能勉强。

B.1.3.2　有晕针史者，应选择舒适持久的体位，最好采用卧位，选穴宜少，一般不做强刺激手法，可沿皮浅刺而不留针，即便必须用强刺激手法，其频率、幅度、用力程度宜适当，要在患者能耐受的情况下，逐步使其有一个适应的过程。

B.1.3.3　饥饿、劳累、过饱、醉酒时，不应采用头针治疗。

B.1.3.4　医者在针刺治疗的过程中，要精神集中，随时注意观察患者的神色，询问患者的感觉，一旦有不适等晕针先兆，可及早采取处理措施，防患于未然。

B. 2 滞针

B.2.1 临床表现：滞针在头针治疗中常易发生。针刺入头皮以后，医者感觉针下涩滞，捻转、提插、出针均感困难，患者则感觉痛剧。

B.2.2 处理方法：发生滞针后，应适当延长留针时间，嘱患者身心放松，并在针体周围轻柔按摩。

B.2.3 预防措施：滞针主要发生在单向快速捻转的情况下。临床上，要注意手法适当，用力均匀，避免用蛮力，避免单向捻转。

B. 3 弯针和断针

B.3.1 临床表现：针体在头穴内、外发生弯曲或折断。

B.3.2 处理方法：出现弯针和断针后，不能再行提插、捻转等手法。如针柄轻微弯曲，应慢慢将针起出；若弯曲角度过大，应顺着弯曲方向将针起出。切忌强行拔针，以免将针体折断，留在体内。如果已经发生断针，若尚有残端显露于体表外，可用手或镊子将针取出。若断端与皮肤相平或稍凹陷于体内者，可用左手拇、食二指垂直向下挤压针孔两旁，使断针暴露体外，右手持镊子将针取出。若断针完全深入皮下，应在 X 线下定位，手术取出。

B.3.3 预防措施：应认真检查针具的质量，凡有折痕、锈蚀的毫针绝不能使用。另外，在留针和行的过程中，应嘱咐患者避免针柄被外力碰触，以防发生弯针和断针。

B. 4 血肿

B.4.1 临床表现：由于头皮部的血管丰富，常易发生进针、留针时局部疼痛和出针后皮下出血而引起肿痛，称为血肿。

B.4.2 处理方法：若微量的皮下出血而致局部小块青紫时，

一般不必处理，可以自行消退。若局部肿胀疼痛较剧，青紫面积较大，应先做冷敷止血，再做热敷或在局部轻轻揉按，以促使局部瘀血消散、吸收。

B.4.3 预防措施：仔细检查针具，熟悉人体头部的解剖学位置关系，避开血管针刺，出针时立即用消毒干棉球揉按并压迫针孔。对于容易出血的患者，出针宜轻快，并马上按压针孔，少留针或不留针。

附录3 治疗脑卒中偏瘫的相关文献精选

从康复角度看脑卒中的针刺治疗

毛忠南　何天有　雒成林

（甘肃中医学院附属医院脑卒中康复科，甘肃省针灸临床中心）

摘要： 针刺治疗中风在我国有数千年的历史，积累了丰富的经验。随着康复理论的发展，针灸医师应该借鉴脑卒中康复评价、康复分期和障碍分析来提高针灸治疗脑卒中的疗效和可信度。

脑卒中是急性脑血管意外的简称，中医学习惯上称之为"中风"。针刺治疗中风在我国有数千年的历史，从传统针灸经络学说的角度形成了辨证取穴、循经取穴及特定穴等经典选穴原则[1]，积累了丰富的经验。近几十年来，在神经解剖的基础上发展出了头针、耳针等许多针刺方法。康复医学最早起源于二战后的美国，其后在欧美及日本等发达国家发展较快。中国康复医学从20世纪80年代开始，至今已经形成了一个有一定规模和特点的体系[2]。随着康复医学理论的完善，结合现代康复理论实践来思考脑卒中偏瘫康复中针刺起效的机理，针刺何时介入，如何选择穴位，针刺的手法、刺激量大小等，对于脑卒中偏瘫康复的针刺治疗认识理念及提高临床康复疗效均有帮助。本文试从"针刺结合现代康复的必要性"和"如何结合"两个方面加以分析，以期对提高针刺治疗脑卒中偏瘫的疗效有所裨益。

1. 针刺结合现代康复的必要性

1.1　有利于认清疾病的全部过程及各个阶段的主要矛盾

传统理论认为，包括偏瘫在内的中枢性瘫痪属痉挛性瘫痪，而周围性瘫痪则是弛缓性瘫痪，习惯上称之为"硬瘫"和"软瘫"。但这只是表面的区别，而没有涉及二者本质的区别。现代康复理论与实践揭示了脑卒中偏瘫是高级中枢丧失其对随意运动功能的控制能力，取而代之的是低位中枢控制下以痉挛为基础的异常运动模式。以偏瘫为主的中枢性瘫痪，恢复过程中可以出现在通常情况下见不到的运动的质的异常。如 Brunnstrom 认为，偏瘫一般按照弛缓期、痉挛期、联带运动期、部分分离运动期、分离运动期、运动大致正常六个阶段来恢复。Bobaths 认为，影响脑卒中后偏瘫患者恢复的主要因素有异常的肌张力、姿势控制能力的丧失、运动协调性的异常和功能活动的异常四个方面。偏瘫康复的治疗原则是抑制异常的原始的反射活动，改善运动模式，重建正常的运动模式，然后加强软弱肌力的训练。周围性瘫痪的康复过程是肌肉力量从小到大的量变过程，中枢性瘫痪的康复过程是运动模式的质变过程。许多针灸医师错误地将中枢性瘫痪认为是肌力的丧失，在康复过程中不对患者进行正确的康复评价，只是一味地进行提升肌力的训练和治疗（包括针刺），往往导致痉挛加重，诱发出联合反应和强化了病理性共同运动，将治疗引入误区。因此，针刺治疗脑卒中也应该在康复理论的指导下进行。

人体要执行准确的随意运动，还必须维持正常的肌张力和姿势，它们均与牵张反射有关[3]。牵张反射是指当肌肉被动牵拉而引起梭内肌收缩，其传入冲动经后根进入脊髓，激动脊髓前角运动 α 神经元而使梭外肌收缩，肌张力增高。维持肌张力的初级中枢在脊髓，但又受到脊髓以上的中枢调节。脑部多个区域可分别通过锥体束、前庭脊髓束或者网状脊髓束等对牵张反射起着易化或者抑制作用。正常情况下，这些易化或者抑制作用保持着平衡，维持着正常的肌张力，人体可以保持一定的姿势。脑卒中后，脊髓以上中枢受到不同程度的破坏，抑制作用减弱，同时由于没有及时进行良肢位的摆放，患侧肢体由于自身的重力作用处于被动牵拉的体位而引起牵张反射活跃，导致脑休克期过后逐渐出现异常的肌张力。再加上不分析痉挛原因而进行针刺，往往会加重痉挛。

针灸疗法作为中医学的主要组成部分，历代医籍从《黄帝内经》、《针灸甲乙经》到《针灸大成》都有针刺治疗中风的相关记载。然而，由于历史的局限性，中医历代文献中没有系统的康复理论的记载。例如，对中风造成患者随意运动功能的丧失，只用"半身不遂、口眼㖞斜"来描述，不能准确反映患者运动功能丧失的程度，也没有准确描述患者在恢复过程中如何进行床上翻身、坐起、站立、行走及步态的不同状况，更没有反映出不同阶段的主要障碍因素。对于现代康复理论，无论是 Brunnstrom 理论还是 Bobaths 理论，虽然康复分期不同，康复训练方法也有差异，但是都有一套完善的康复评价量表和体系，能够比较清晰地按阶段分析主要存在的障碍，提出相应的训练方法，经过临床康复实践验证，疗效显著。针刺时可以参考现代康复理论对偏瘫的认识来指导选穴，以提高疗效。

1.2 有利于针对局部问题进行辨证施针，确定针刺手法的补泻

中医的核心特色是整体观念下的辨证论治，针灸作为重要的分支，整体观念下的经络辨证是最常用的方法之一。脑卒中在中医整体辨证中多属本虚标实，肝肾亏虚，以气血衰少为本，风、火、痰、气、瘀为标[4]。然而，卒中后恢复是一个漫长复杂的过程，不同的阶段临床表现不同，病机随之变化，即使在同一阶段，不同的肢体部位往往也会有不同的临床表现，经络辨证也应随之变化。以

运动功能的丧失为例，软瘫期整个患侧肢体肌张力低下，腱反射减弱，随意运动消失，经络辨证应为阴阳俱缓，针刺治疗应该强刺激，以提高患肢肌力和肌张力为主。痉挛期随着肌张力和肌力的提高，出现了腱反射亢进和异常的运动模式，由于肌张力的异常分布甚至局部肌肉的痉挛，影响正常运动模式的形成，此时经络辨证应该在整体辨证的基础上，针对局部肌张力的变化再次进行经络辨证来指导针灸治疗，达到降低异常肌张力的目的。如偏瘫上肢常以屈肌张力升高为主，经络辨证应为阳缓而阴急，针刺时以阳经穴位为主，手法应该是补阳泻阴；下肢常以伸肌张力升高为主，经络辨证应为阴缓而阳急，针刺时以阴经穴位为主，手法应该是补阴泻阳。恢复期随着肌力的提高、肌张力趋于正常和出现不同的后遗症状，经络辨证应该在整体辨证的基础上，根据具体情况和后遗症状来进行局部经络辨证。如下肢以伸肌张力升高为主，经络辨证应为阴缓而阳急，但是，足下垂表现为足跖屈肌张力升高为主，经络辨证应为阳缓而阴急，针刺治疗足下垂应选阳经穴位。

1.3　二者结合丰富了治疗手段，有利于提高脑卒中康复疗效

现代康复医学的康复评定、运动疗法、作业疗法、言语矫治、康复医学工程等颇具特色，但是其治疗方法还有待补充[5]。如脑卒中软瘫期（脊髓休克期），现代康复还没有特别有效的提高肌张力、缩短软瘫期的方法，此时采用[6]传统的"治痿独取阳明"或者石学敏教授的"醒脑开窍法"强刺激，均能明显加速肌张力的提高。大量的临床实践还证明，针灸的方法（如头针、体针、灸法、刺血疗法、拔罐法、穴位注射法、电针法等）在脑卒中康复的不同阶段，针对许多症状都有较好的效果。这就需要针灸医师学习康复知识，运用现代康复评定来准确判断卒中患者所处的不同阶段，分析存在的主要障碍，结合现代康复训练的方法，针对性地进行治疗以提高疗效。脑卒中偏瘫患者运动功能的障碍大多伴有感觉功能的障碍，

现代康复训练还没有有效地针对感觉障碍的训练方法，此时针刺头针感觉区和患侧肢体，有利于促进感觉功能的恢复，从而加快感觉输入通路的修复，提高运动的准确性。现代康复认为[7]康复训练是一个运动再学习的过程，患者的理解和配合具有至关重要的作用。针对患者配合较差的情况，有人观察[5]在选用头针疗法后，病人的注意力集中，积极主动配合医师锻炼的意识明显增强。笔者临床实践中治疗吞咽障碍时，运用 VE、VF 检查明确诊断局部肌肉的弛缓状态后，在吞咽训练的同时配合局部针刺以提高肌张力，吞咽功能的恢复较单纯训练明显加快；针对卒中后患侧呼吸肌功能降低、咳嗽咯痰无力的情况，针刺夹脊穴能够明显提高患者的呼吸肌功能，对减轻和预防肺部感染效果明显。这样的临床实践还有很多，针灸治疗与现代康复训练方法相结合，可以提高脑卒中康复的疗效，对现代康复医学是一个极好的补充。

1.4　有利于针刺治疗脑卒中的科研设计

支英杰等[8]认为，目前针灸治疗脑卒中的科研设计存在试验目的不明确、主配穴不清楚、行针手法不明或无操作规范、所选针具型号不明确等问题，提出针刺科研应该针对不同的临床问题来进行相应的设计。如果针灸医师掌握基本的康复知识，熟练运用现代康复医学的评价系统和量表，就能够在试验设计及实施过程中收放自如。如可以利用国际康复医学界比较认同的、可信度高的量表进行康复评分，以确定脑卒中的不同时期（急性期、恢复期、后遗症期，抑或超早期）；对同一时期的入组患者按照评分进行分级，如先分为轻、中、重度，然后进行分层设计，针对不同的程度，运用不同的干预方法，减少由于病情程度的不同所导致的偏倚。在治疗的不同阶段可用同一量表进行疗效评价，也可以借助现代科技检查手段评价针灸治疗的效果，如观察脑卒中后吞咽障碍针刺治疗前后 VE、VF 的变化等。通过高质量的科研设计，不断完善与提高针刺疗法在脑卒中康复中的操作规范及统一量化标准，有利于针灸在世界范围更好地推广和交流。

2. 如何结合

2.1 结合现代影像学成果，指导头针的选穴

头针，又称头皮针，是在头部特定的穴线进行针刺来防治疾病的一种方法[9]。目前头针广泛运用于临床，成为治疗多种疾病特别是脑源性疾病的常用针法。中医理论认为，脑为髓海，元神之府，是脏腑经络功能活动的主宰，与人体内脏腑器官的功能有密切的关系。头为诸阳之会，是经气汇聚的重要部位，也是调节全身气血的重要部位，这是头针治疗疾病的理论依据。头针治疗脑卒中，已经成为针灸的常规手段。近年来，随着现代影像学的发展，病变血管的具体部位和严重程度、受损脑组织的部位、面积、严重程度等越来越清晰地展现于医生面前。由于头针是按现代解剖学大脑皮层功能定位在头皮上的投影部位来划分刺激区的，能否结合病变的具体血管、受损脑组织的部位进行针刺成为近年来的热点。如中国康复研究中心的做法[10]，如果病灶不大，先根据 CT 和 MRI 检查确定病灶中心在哪一层面，之后确定距离病灶中心最近的头皮上的一点，以这一点为圆心画一直径 3～4cm 的圆，在圆周向圆心方向沿皮刺4～6针，捻转手法，或用电针仪接焦氏头针；如果病灶比较大，则选择距离病灶边缘最近的头皮部位作为圆心针刺即可。

2.2 结合现代康复理论，体针分阶段针刺

软瘫期：由于上运动神经元受损，传导通路受阻，而脊髓水平的控制尚未发生，此时患者的主要问题是患肢失去控制能力，随意运动消失，肌张力低下，腱反射减弱或消失。此时针刺患侧肢体是无法被中枢神经感知和发放神经冲动的，而刺激健侧肢体则可利用神经系统相互影响的本质[11]，通过健侧刺激而使外界感觉输入增

加，引起树突增加、突触传递效率增强，以提高患侧的肌张力，促进恢复的进程[1]。可以运用先刺激健侧，再刺激患侧的针刺方法。现代解剖学[3]还告诉我们，虽然锥体束主要支配对侧肢体，但仍有一小部分纤维始终不交叉，支配同侧脑神经运动和脊髓前脚运动神经元。依据这一原理可以指导我们针刺夹脊穴，以提高非受累锥体束同侧支配神经的兴奋性，加速受累锥体束的修复，诱发随意运动。

痉挛期：由于上运动神经元损伤，失去对下运动神经元的控制，多数患者会出现腱反射亢进，肌张力增高，甚至痉挛等临床表现。而异常的肌张力和痉挛是影响康复的主要因素之一。此时针刺应利用"痉挛让位于拮抗肌兴奋"的原理，首先"针刺兴奋拮抗肌"，其次取穴还应遵循以头针为主、肢体针刺宜少宜轻的理念[12]。首先，对偏瘫痉挛期患者检查分析痉挛的肌群及与之对应的拮抗肌，进行局部辨证，按照经络所过部位肌群的缓急，分析是"阳缓而阴急"还是"阴缓而阳急"。然后，对痉挛肌群（经络）以按摩、缓慢牵拉为主，使痉挛肢体保持抗痉挛体位数分钟，不针刺；对拮抗肌群（经络）上的穴位给予轻手法，慢刺激，不留针。

恢复期：随着康复的进展，偏瘫患者的痉挛症状渐渐减轻，关节开始出现分离运动，平衡性和协调性逐步接近正常。针刺治疗同样应该分析每位患者具体部位的肌张力和肌力的变化，采取"针刺兴奋拮抗肌"以降低肌张力，针刺主动肌以提高肌力的方法。

2.3 结合并发症进行针对性的针刺

近年来，针灸治疗脑卒中后各种并发症的报道较多，主要集中在吞咽障碍、语言障碍和认知障碍三个方面。如王莹[13]认为治疗吞咽障碍有"局部取穴及针刺方法"和"远端配穴及针刺方法"。李敏[14]认为除了选穴外，针刺治疗吞咽障碍的疗效还与针刺时机、手法、刺激量及针刺疗程密切相关。杨蕾[15]认为，针灸治疗语言障碍有"刺络放血"、"体针"、"头、体针配合"、"舌针"、"针灸配合其他疗法"和"验穴"等多种方法。王博等[16]认为治疗认知障碍有"头部围针法"、"靳三针法"和"醒脑开窍针法"。上述报道都有不错的疗效，但存在以下不足：对脑卒中后并发症的诊断标准、疗效评价标准尚不统一，各研究纳入病例的标准不同，临床上应用的疗效评价标准比较混乱，很大程度上影响了研究结果的可信度和科学性。

综上所述，康复医学的发展逐步加深了对脑卒中康复的认识，提出了许多经临床验证有效的方法，但是针灸仍然是比较有效的方法之一。《中国脑卒中康复治疗指南》指出："中医结合现代康复方法治疗卒中是普遍接受的观点，针灸在治疗偏瘫、吞咽障碍、失语症等方面有一定的治疗效果。"针灸医师应该加强现代康复知识的学习，借鉴脑卒中康复评价、康复分期和障碍分析，针对具体问题辨证施针，将极大地提高针灸治疗的临床效果；同时，采用国际公认的可信度较高的评价量表来进行规范的康复评价，将有利于脑卒中康复中针灸疗法的交流和推广。

参考文献

[1] 毛雪莲，金荣疆，兰发惠，等．现代康复理论在脑卒中偏瘫针灸取穴中的运用．按摩与康复医学，2011，6：5-6.

[2] 卓大宏．中国当代康复医学发展的大趋势．中国康复医学杂志，2011，26（1）：1-3.

[3] 贾建平．神经病学．北京：人民卫生出版社，2011：56-57.

[4] 周仲英．中医内科学．北京：中国中医药出版社，2008：306.

[5] 郭泽新，汪润生．治疗中风偏瘫需要针灸与康复医学的结合．中国针灸，2002，22（4）：268-270.

[6] 吴强，陈立典，苏彩，等．针刺配合促通技术改善偏瘫下肢功能．福建

中医学院学报，1997，7（2）：41.

[7] 张通．神经康复治疗学．北京：人民卫生出版社，2011：74.

[8] 支英杰，谢雁鸣，赵宏，等，浅谈针刺治疗脑卒中临床试验设计问题与对策．中国针灸，2008，28（11）：839－842.

[9] 孙国杰．针灸学．上海：上海科学技术出版社，2000：190.

[10] 许健鹏，陈之罡，李惠兰，等，偏瘫康复的中康针刺法．中国康复理论与实践，2004，10（9）：574－575.

[11] 赵健乐，黄霞．Bobaths 观念理论假说与临床实践．中国组织工程研究与临床康复，2010，14（2）：341－346.

[12] 程先宽，董浩，王征美，等．脑卒中偏瘫康复针刺干预思考．辽宁中医杂志，2010，37（3）：521－522.

[13] 王莹．针灸治疗中风后吞咽障碍研究进展．实用中医内科杂志，2011，25（12）：85－86.

[14] 李敏．针刺治疗中风后吞咽困难临床研究概况．中国中医药信息，2008，15（9）：106－108.

[15] 杨蕾，针灸治疗中风失语症研究进展．临床合理用药，2009，2（12）：84－85.

[16] 王博，冀来喜，王海军，等．针刺治疗脑卒中后认知障碍研究进展．中国康复理论与实践，2007，13（10）：937－940.

针刺配合手法康复治疗肩手综合征（I期）
66 例疗效观察

毛忠南[1]　于春梅[2]

（1 甘肃中医学院附属医院脑卒中康复科；2 酒泉市医院神经内科）

肩手综合征（Should – Hand Syndrom，SHS）是指脑卒中后患侧肩肘腕手关节疼痛、活动受限、运动障碍、水肿、异常出汗和营养障碍，患者常因剧烈疼痛限制上肢的主动/被动活动，严重影响偏瘫上肢的功能恢复，其发生率高达 10% ~30% 。为了探讨针刺配合手法康复对肩手综合征发生后改善其临床症状和运动功能的作用，我院脑卒中康复科小组对脑卒中合并肩手综合征的住院患者进行了临床对照研究。

1. 资料与方法

1.1 临床资料

共选取 2008 年 2 月至 2010 年 9 月间在我科住院的脑卒中肩手综合征患者 126 例，随机分为两组。治疗组 66 例（男 33 例，女 33 例），年龄 51 ~75 岁，平均年龄 63.5 岁，其中脑梗死 38 例，脑出血 28 例，病程 3 ~60 天；对照组 60 例（男 32 例，女 28 例），年龄 54 ~76 岁，平均年龄 64.7 岁，其中脑梗死 34 例，脑出血 26 例，发病至治疗时间 3 ~5 天。脑卒中诊断符合 1995 年全国第四届脑血管学术会议通过的诊断标准[1]，患者生命体征平稳，无意识障碍和感觉性失语，并经头颅 CT 或 MRI 检查证实的初发患者。患者的临床表现均符合肩手综合征 I 期评定标准[2]，并排除其疼痛由肩周炎、颈椎病、心肌梗死或丘脑痛引起。

1.2 治疗方法

1.2.1 所有入围患者入院后由神经内科医师在一般内科支持

治疗的基础上，酌情选用改善脑循环、抗脑水肿、降颅压等措施，制定出血压管理目标，合理调整血压、血糖，根据适应证和禁忌证选用溶栓、降纤、抗血小板、抗凝、扩容等治疗，积极防治并发症。同时由康复医师进行 FMA 评定，并做如下基本护理措施：①正确的体位摆放，避免肩关节受压和腕屈曲。②护理时注意患肢保护，避免偏瘫侧上肢静脉输液。

1.2.2 治疗组（针刺配合手法康复）

（1）针刺治疗：①醒脑开窍针法：针刺极泉、尺泽、内关，以抽动 3 次为度。②头项针：头部针刺百会、四神聪，平补平泻；针刺上肢运动区，捻转 3 分钟；取项部完骨（双），向对侧针刺。③体针：针刺阳经穴位肩髃、肩髎、曲池、外关、合谷、后溪。④电针：完骨（双）为一组，肩髃（阴极）和合谷（阳极）为一组，规律波，频率约 70 次，与心率大致相同；要求腕关节有规律地背伸，头颅有规律地摆动，每次 25 分钟。

（2）手法康复：主要有以下几种具体操作手法：①肩关节的活动：患者仰卧位，术者站于患侧。术者一手持患肢肱骨下段，保持患肢于伸展位，渐渐将上臂向上推移，使肩盂关节复位，然后缓缓做屈肩 90°，另一手握住患肢腕部，摆动上肢做内收、外展、上举、下压和肩关节环形运动。②肩胛骨运动：患者正坐位，上身挺直，术者站于患侧。术者用一侧肢体夹持住患侧上肢，保持伸肘位并屈肩 90°，术者另一手掌侧紧贴患者肩胛骨内侧缘，利用双上肢的配合，将患者肩胛骨向后、向下、向前缓慢运动。③侧方支撑：将患肢伸肘、腕背伸、手指伸展，前臂旋后并支撑于体侧。以上治疗方法均连续反复进行，动作幅度在不引起疼痛的范围内由小到大，由被动到主动，每次 0.5 小时，每日两次，共进行两个月。④诱导上肢被动运动：患者卧位，被动维持关节活动度完成后，术者固定患侧上肢并屈肩 90°，另一手引导患手接触对侧肩，接触术者及患者本人的头部。

1.2.3　对照组：嘱家属对患肢无规则地被动活动，维持与扩大关节活动度。

1.2.4　疗程：以上治疗措施每日1次，4周为1疗程，统计疗效。

1.3　评定

1.3.1　疗效评定标准：疗效标准依据《中医常见病证诊疗常规》中"中风"的疗效评定标准[3]。①显效：关节水肿，疼痛消失，活动功能无明显受阻，手部小肌肉无萎缩。②有效：关节水肿基本消失，疼痛基本缓解，关节轻度受限，手部小肌肉萎缩不明显。③无效：患者症状、体征无明显改善，关节活动功能明显受限，肌肉萎缩逐渐加重。

1.3.2　上肢运动功能评定：FMA评分。

1.4　统计学处理

所有数据采用SPSS11.5版本统计软件包进行统计学处理，治疗前后FMA评分比较，用计量资料以均值±标准差（$\overline{X}\pm S$）表示，采用t检验；临床疗效用计数资料比较，采用X^2检验。统计所得$P<0.05$，表示差异有统计学意义。

2.　结果

2.1　两组肩手综合征患者治疗后疗效比较（表1）

表1　两组患者临床疗效比较　　　　　　　　　　例（%）

组别	n	显效	有效	无效	总有效率（%）
治疗组	66	42	18	6	91.00
对照组	60	26	13	11	72.67

由表2可知，两组总有效率比较，差异有统计学意义（X^2=3.98，$P=0.049<0.05$）。说明治疗组总有效率优于对照组。

脑卒中偏瘫的康复训练与针灸治疗

2.2 两组肩手综合征患者治疗前后 FMA 评分比较（表 2）

表 2 两组患者治疗前后 FMA 评分比较 （$\bar{X} \pm S$）

组别	n	治疗前	治疗后	t	P
治疗组	66	5.17 ± 1.91	1.83 ± 0.97[1)]	15.89	0.000 < 0.01
对照组	60	5.27 ± 1.96	2.73 ± 1.39	5.07	0.03 < 0.05

注：与西药组治疗后比较，[1)] t = 1.18，P = 0.28 > 0.05

3. 讨论

脑卒中患者肩手综合征的发生由于中枢神经系统损害，导致肢体运动、感觉障碍和交感神经功能障碍。首先，血管舒缩功能异常，外周血液回流不畅，代谢废物不能及时清除，致痛物质局部堆积，引起肿胀疼痛；其次，肢体瘫痪不能维持关节正常的解剖位置，脱位压迫局部血管神经，血液回流受阻以及继发的无菌性炎症，加重了肩手综合征的症状。脑卒中患者肩手综合征属中医"痹证"的范畴，其 I 期表现按中医辨证为痰瘀阻络、气虚血瘀。

关于肩手综合征的治疗，至今还没有特异性的方法。目前，常用的主要治疗措施包括药物治疗、封闭、各种物理康复治疗、中药及针刺治疗、交感神经阻滞、切除等。考虑到肩手综合征多系老年患者，药物和手术治疗有一定的副作用和创伤。同时，其发生机制多以神经系统损害为主，药物和手术治疗的远期疗效也不肯定，目前临床上多采用包括针刺康复在内的物理疗法，并取得了确切的疗效[4]。一般认为脑卒中后神经功能的恢复，最初 4 周最快，8 ~ 12 周时功能获得最大。有学者[5]研究表明：康复训练使大脑接收外周传入的信息和向外周传出的冲动增多。还有学者认为[6]，肩手综合征治疗的目的首先是尽快消除水肿，然后是疼痛和强直。本研究针刺选穴以活血通络为主，具体选用石学敏的醒脑开窍针法、头项部位针刺以及患肢局部针刺，活血祛瘀，疏通经络，加快受损中枢神经系统的修复和局部炎性物质的代谢。选用规律波、频率与心率大致相同（约70次/分）的电针，一组连接双侧完骨，通过颈部肌肉有节律地收缩，增加大脑供血，以利于损伤脑组织的修复；另一组连接肩髃（阴极）和合谷（阳极），要求腕关节有规律地背伸，增大刺激量，预防腕关节僵死、手握固。本研究显示：肩手综合征（Ⅰ期）的基本护理措施可以使患侧肢体关节维持在正常的解剖位置，避免造成继发性二次损害；加用手法康复，按照疗程、程序进行治疗和训练，多能降低患侧肩、肘关节的异常肌张力，改善肢体的血液循环，纠正偏瘫肢体的异常运动模式，诱导建立正常的运动模式，预防和减少向Ⅱ期甚至Ⅲ期发展。通过临床观察发现，在基本护理措施的基础上，对照组进行无规则地被动活动，以维持与扩大关节活动度，这也具有一定的效果，但是治疗组加用手法康复和针刺治疗则效果更加明显，临床疗效和 FMA 评分均具有统计学意义，值得进一步研究推广。

参考文献

［1］全国脑血管病会议．各类脑血管病诊断要点．中华神经外科杂志，1990，296：379．

［2］缪鸿石，朱镛连．脑卒中的康复评定治疗．北京：华夏出版社，1996：149．

［3］韩群英，孟庆法，靳志伟，等．瘫速康喷雾剂治疗中风后肩手综合征24例．中医杂志，2005，46（7）：525－527．

［4］任正强，黄坤，皮艳．针灸康复治疗肩手综合征研究进展．河北中医，2009，3（3）：470－471．

［5］华绍平．针灸结合康复训练治疗肩手综合征的疗效分析．中西医结合，2009，3（3）：470－471．

［6］中华人民共和国卫生部医政司．中国康复医学诊疗规范（下册）．北京：华夏出版社，1999，12：107．

"三位一体"针法治疗中风后遗症疗效观察

何天有

（甘肃中医学院附属医院）

目的：观察"三位一体"针法治疗中风后遗症的优势。

方法：将240例患者随机分为"三位一体"针法治疗组、头针针刺治疗组、夹脊穴针刺治疗组及循经取穴针刺治疗组，每组各60例进行治疗。

结果："三位一体"针法治疗组、头针针刺治疗组、夹脊穴针刺治疗组及循经取穴针刺治疗组的治愈率与总有效率对照有明显差异，"三位一体"针法治疗组的疗效最佳。

结论："三位一体"针法治疗本病具有较好的疗效，值得推广应用。

关键词："三位一体"针法；中风；后遗症；针灸疗法。

"三位一体"针法是笔者在多年临床经验的基础上，整合头针、夹脊穴、十四经穴的治疗作用于一体，运用于临床治疗疾病的一种方法。"三位"指将头针的治疗作用、夹脊穴的治疗作用、十四经穴的治疗作用结合起来，通过多角度的治疗，最大限度地调动整体与局部治疗作用的协调，从而达到更好的治疗疾病的目的，故称"三位"。"一体"指人体，强调人体是一个统一的整体。"三位一体"针法治疗疾病与常规针灸疗法比较，有疗程短、见效快、治愈率高等优点。近年来，应用此法治疗中风后遗症取得了满意的疗效，并设对照组进行疗效观察，现将结果报告如下。

1 临床资料

1.1 一般资料

240例患者，男143例，女97例；年龄最小42岁，最大78岁；

病程最短 16 天，最长 6 年；脑出血 112 例，脑血栓 83 例，脑梗塞 45 例；左侧瘫 128 例，右侧瘫 112 例；伴面瘫者 90 例，伴语言不利者 102 例。将 240 例随机分为"三位一体"针法治疗组、头针针刺治疗组、夹脊穴针刺治疗组、循经取穴针刺治疗组 4 组，各 60 例，其年龄、病程、分型基本相同，经统计学处理，无明显差异。

1.2 诊断标准

所有病例均经 CT 确诊，诊断标准依据 1996 年国家中医药管理局脑病急诊协作组制定的《中风病诊断与疗效评定标准》[1]。

2 治疗方法

2.1 "三位一体"针法治疗组

（1）选穴：①头针取顶中线、顶颞前斜线、顶颞后斜线、顶旁 1 线、顶旁 2 线，语言不利加颞前线，平衡障碍加枕下旁线。②取颈 5 ~ 7 与胸 1 夹脊穴，腰 4 ~ 5 与骶 1 ~ 3 夹脊穴。③ 取患侧风池、肩髃、曲池、外关、合谷、环跳、风市、血海、阳陵泉、足三里、解溪、昆仑，若语言不利加取哑门、廉泉；口眼㖞斜取太阳、迎香、地仓、颊车。

（2）操作方法：先针头针，以较快频率捻转得气后留针 30 分钟，中间行针 1 次；再针夹脊穴，患者取俯卧位，穴位常规消毒后针刺，针尖向脊柱方向斜刺，深度为 1.2 ~ 1.8 寸，得气后留针 30 分钟，中间行针 1 次；后针肢体经穴，得气后，合谷、风市、血海、阳陵泉、足三里施以补法，其他腧穴施以平补平泻法，留针 30 分钟，中间行针 1 次。10 次为 1 个疗程，满 6 个疗程后进行疗效统计。

2.2 头针针刺治疗组

取顶中线、顶颞前斜线、顶颞后斜线、顶旁 1 线、顶旁 2 线。语言不利加颞前线，平衡障碍加枕下旁线。以较快频率捻转得气后留针 30 分钟，中间行针 1 次。10 次为 1 个疗程，满 6 个疗程后进行疗效统计。

2.3　夹脊穴针刺治疗组

取颈 5 ~ 7 与胸 1 夹脊穴，腰 4 ~ 5 与骶 1 ~ 3 夹脊穴。患者取俯卧位，穴位常规消毒后针刺，针尖向脊柱方向斜刺，深度为 1.2 ~ 1.8 寸，得气后留针 30 分钟，中间行针 1 次。10 次为 1 个疗程，满 6 个疗程后进行疗效统计。

2.4　循经取穴针刺治疗组

取患侧风池、肩髃、曲池、外关、合谷、环跳、风市、血海、阳陵泉、足三里、解溪、昆仑，若语言不利加取哑门、廉泉，口眼㖞斜取太阳、迎香、地仓、颊车。得气后，合谷、风市、血海、阳陵泉、足三里施以补法，其他腧穴施以平补平泻法。留针 30 分钟，中间行针 1 次。10 次为 1 个疗程，满 6 个疗程后进行疗效统计。

3　疗效观察

3.1　疗效标准

根据 1996 年制定的《中风病诊断与疗效标准》，观察其神志、语言、肢体运动功能及其他全身症状。根据治疗前评分与治疗后评分百分数折算。基本痊愈：≥81%，6 分以下；显效：≥ 56%，< 81%；有效：≥11%，<56%；无效：<11% 或病情加重。

3.2　治疗结果

经过 6 个疗程治疗后进行疗效判定，结果"三位一体"针法治疗组、头针针刺治疗组、夹脊穴针刺治疗组、循经取穴针刺治疗组的治愈率与总有效率对照有明显差异，"三位一体"针法治疗组的疗效最佳。见表 1。

表1　各组治疗结果与疗效比较　　　　　　　　例（%）

组别	例数	基本痊愈	显效	有效	无效	总有效率（%）
"三位"一体治疗组	60	35（58.3）	18（30.0）	6（10.0）	1（1.7）	98.3
头针治疗组	60	21（35.0）	23（38.3）	9（15.0）	7（11.7）	88.3
夹脊治疗组	60	28（46.7）	18（30.0）	9（15.0）	5（8.3）	91.7
循经取穴组	60	25（41.7）	16（26.7）	13（21.6）	6（10.0）	90.0

4　典型病例

李某，男，56岁，干部，初诊日期1998年9月20日。主诉：右侧瘫痪6个月。半年前早晨起床时发现昏迷不醒，神志不清，右侧肢体不能运动，口角㖞斜，语言不利。到医院急诊，CT检查诊断：脑溢血。经住院治疗后神志清醒、意识清楚，但留有中风后遗症，后转入针灸科治疗。查体：右侧上、下肢不能自主运动，肌力为0级，上、下肢肌肉轻度萎缩，口角㖞斜，鼻唇沟变浅，语言不清，血压22/15kPa。舌质暗紫，边有瘀斑，舌苔白润，脉象弦滑。辨证：肝风内动，痰湿阻络。治疗：头针取顶中线、顶颞前斜线、顶颞后斜线、顶旁1线、顶旁2线、颞前线；夹脊穴取颈5~7与胸1夹脊穴，腰4~5与骶1~3夹脊穴；循经取地仓、颊车、哑门、廉泉、风池、肩髃、曲池、合谷、外关、环跳、风市、血海、阳陵泉、足三里、解溪、昆仑穴。治疗5次后上肢可以运动，但肌力弱。治疗1个疗程后，上、下肢可随意运动，依拐杖可以下床行走，但行走不稳，口角㖞斜已正，语言清楚。治疗3个疗程后，上、下肢活动自如，行走如常人，生活可以自理，肌力恢复正常，CT检查正常。随访1年未复发。

5　讨论

本病多因脑溢血、脑血栓、脑梗塞等，损害大脑皮层组织，使脑组织缺氧、缺血、水肿或坏死而引起后遗症。故本病的治疗要尽快尽早，以减轻对脑组织的损害，早期治疗有利于脑细胞的恢复，提高治疗效果。中医学认为，"头为精明之府"，"头为诸阳之会"，且头针是大脑皮层的功能定位在头皮的投影，因此，针刺头部相应的穴区就可以治疗头部相应区域障碍引起的疾病，改善头部的血液循环，增加病变区域的氧供给与营养，促进血栓的吸收，从而达到治疗作用。针刺夹脊穴，通过脊髓神经的内传导，起到醒脑开窍、疏通经脉、调气活血的作用，改善脑部的血液循环，纠正脑组织缺氧缺血，促进病灶的消散与功能的恢复。华佗夹脊穴处的脊神经分布于上、下肢，支配其功能活动。针刺颈 5 ~ 7 与胸 1 夹脊穴，可促进上肢功能的恢复；针刺腰 4 ~ 5 与骶 1 ~ 3 夹脊穴，可促进下肢功能活动的恢复。结合循经取患侧经脉的腧穴，疏通经络气血，改善局部的血液循环，促进患肢神经、肌肉运动。整体与局部结合，起到标本兼治的作用。针刺上肢的肩髃、曲池、外关、合谷等穴可活血行气，疏通上肢经脉，则上肢功能可恢复；针刺下肢的环跳、风市、血海、阳陵泉、足三里、解溪、昆仑等穴，可祛风、疏经、通络，疏通下肢经脉，促进下肢功能的恢复；循经取穴根据"治痿独取阳明"的经验，多选手、足阳明经的腧穴，可补阳明之气、通阳明之络、行阳明之血、祛阳明之邪，达扶正祛邪之目的。从针刺治疗中风后遗症的疗效观察，4 组中"三位一体"针法的疗效最佳。本法突破了针灸治疗中风病时固守某经某穴的传统治法，重视整体，突出局部，发挥了整体与局部的治疗作用。对一些病程长、治疗效果不佳的病例，可应用此疗法，加大治疗量与刺激量，促进肢体的肌肉运动与收缩，防止肌肉萎缩。

参考文献

[1] 国家中医药管理局脑病急诊协作组. 中风病诊断与疗效评定标准（试行）. 北京中医药大学学报，1996，19（1）：55.

主要参考文献

［1］ 南登昆．康复医学．北京：人民卫生出版社，1993.

［2］ 王茂斌．偏瘫的现代评价与治疗．北京：华夏出版社，1990.

［3］ 吴江．神经病学．北京：人民卫生出版社，2005.

［4］ 中华人民共和国卫生部医政司．中国康复医学诊疗规范．北京：华夏出版社，1999.

［5］ 王永炎，谢雁鸣．实用中风病康复学．北京：人民卫生出版社，2012.

［6］ 王新德．神经系统血管性疾病．北京：人民军医出版社，2001.

［7］ 黄培新，刘茂才．神经科专病中医临床诊治．北京：人民卫生出版社，2005.

［8］ 王博，冀来喜，王海军，等．针刺治疗脑卒中后认知障碍研究进展．中国康复与理论实践，2007，13（10）：937－940.

［9］ 张小莉，董勤．脑卒中急性期认知功能障碍的相关因素分析及针刺干预治疗的临床研究进展．中国伤残医学，2008，16（1）：114－115.

［10］ 李舜伟．认知功能的诊断与治疗．中国神经精神疾病杂志，2006，36（2）：189－191.

［11］ 世界卫生组织．国际功能、残疾和健康分类．日内瓦：世界卫生组织，2001.

［12］ 魏凤英．太渊、太溪为主穴治疗中风失语36例．中国针灸，1999.19（5）：287.

［13］ 汪刚辉．CT定位围针法治疗中风失语症临床观察．中国针灸，2001，21（1）：15.

［14］ 夏晨，王钰．针刺督脉及舌体治疗中风失语症临床观察．中国针灸，2001，21（9）：519.

［15］ 高维斌．神经病针灸新疗法．北京：人民卫生出版社，2002.

［16］ 刘志顺，刘保延，张维，等．针刺治疗中风慢性期中重度吞咽障碍临床

研究．中国针灸，2002，22（5）：291 - 294.

[17] 赵桂英，毛琳．针刺治疗中风后吞咽障碍的研究进展．浙江临床医学，2008，12（8）：898 - 899.

[18] 高维滨，盛国滨，姚风珍，等．针刺治疗真性廷髓麻痹 90 例临床观察．中国针灸，2000，20（3）：149 - 150.

[19] 史朝霞．针刺治疗假性球麻痹 48 例疗效观察．针灸临床杂志，2006，22（5）：11 - 12.

[20] 刘香华，刘爱珍，张学丽．针刺治疗中风舌本病——假性球麻痹的临床观察．中国针灸，2000，20（6）：325 - 328.

[21] 张丽娟．针刺配合穴位注射治疗假性球麻痹 60 例．山西中医，2002，18（4）：40 - 41.

[22] 张金茹．针刺治疗中风假性球麻痹 30 例．北京中医，2004，23（1）：41 - 42.

[23] 王冰水，李玲，马虹，等．电刺激对肩关节半脱位及运动功能障碍的影响．现代康复，2000，4（7）：1014 - 1015.

[24] 赵朝勇，闷小荣，张俊风．脑卒中肩关节半脱位的早期综合康复治疗．实用医技杂志，2007，14（13）：1753 - 1754.

[25] 王洪忠，许健鹏．实用中西医结合偏瘫康复学．北京：中国中医药出版社，1997.

[26] Janet H Carr，Roberta B Shepherd．中风病人的运动再学习方案．黄永禧，徐本华译．北京：北京医科大学出版社，1999.

[27] 张通．神经康复治疗学．北京：人民卫生出版社，2011.

[28] 于兑生，恽晓平．运动疗法与作业疗法．北京：华夏出版社，2002.

[29] Patricia M. Davies．循序渐进：偏瘫患者的全面康复治疗．刘钦刚译．北京：华夏出版社，2007.

[30] Janet H Carr，Roberta B Shepherd．脑卒中康复：优化运动技巧的练习与训练指南．王宁华，黄永禧，黄真主译．北京：北京医科大学出版社，2007.

[31] 励建安．减重训练的研究进展．中华物理医学与康复杂志，2002，24

（12）：759 – 761.

［32］王彤．减重步行训练在康复医学中的运用．现代康复，2001，5（8）：27 – 28.

［33］于频．系统解剖学．北京：人民卫生出版社，1997.

［34］于兑生．偏瘫康复治疗技术图解．北京：华夏出版社，2009.

［35］白丽敏，李亚东．神经解剖学．北京：中国中医药出版社，2003.

［36］贾建平，崔丽英，王伟．神经病学．北京：人民卫生出版社，2008.

［37］恽晓平．康复评定学．北京：华夏出版社，2004.

［38］戴国华．神经病针灸治疗学．青岛：山东科学技术出版社，2002.

［39］严兴科，王富春，王洪峰，等．国家标准《针灸技术操作规范第 2 部分：头针》的编制体会．中国针灸，2009，29（12）：1001 – 1007.